Anaesthesiology and Resuscitation
Anaesthesiologie und Wiederbelebung
Anesthésiologie et Réanimation

27

Editores

Prof. Dr. R. Frey, Mainz · Dr. F. Kern, St. Gallen
Prof. Dr. O. Mayrhofer, Wien

Langzeitbeatmung

*Tagung der Deutschen Gesellschaft für Anaesthesie und Wiederbelebung
am 5. und 6. November 1966 in München*

Herausgegeben von

Ch. Lehmann

Mit 39 Abbildungen

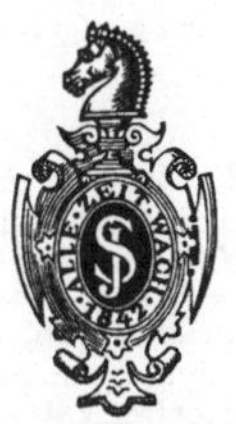

Springer-Verlag Berlin Heidelberg New York 1968

Dr. med. CHARLOTTE LEHMANN
Chefarzt der Anaesthesieabteilung
des Krankenhauses München rechts der Isar

ISBN-13: 978-3-540-04043-9   e-ISBN-13: 978-3-642-46104-0
DOI: 10.1007/978-3-642-46104-0

Titel-Nr. 7383

Vorwort

Die überraschend große Teilnahme an dieser Tagung demonstrierte das ständig zunehmende Interesse an den Problemen der Langzeitbeatmung.

Referate, Diskussionen und Demonstrationen umrissen die Aufgaben, die dem Anaesthesisten aus dieser Materie erwuchsen. Er entwickelte sich durch sie zum Kliniker mit eigenem stationärem und risikoreichem Krankengut.

Die Themen der beiden Vortragstage stellten dar, daß fundiertes theoretisches Wissen und große praktische Erfahrung erforderlich sind, um die Möglichkeiten, die durch technische Hilfsmittel geboten werden, auszuschöpfen, die Geräte zur Langzeitbeatmung also am richtigen Objekt, zur richtigen Zeit und in möglichst physiologischer Weise einzusetzen.

Den Kollegen anderer Fachgebiete darf versichert werden, daß die Langzeitbeatmung keinen Eingriff in ihren Wirkungskreis darstellt, sondern ein Hand-in-Hand-Arbeiten mit ihnen erfordert, um den betroffenen Kranken alle Errungenschaften der neuzeitlichen Medizin zu erschließen.

Der Herausgeber dankt Herrn Professor HORATZ für die Übernahme des Vorsitzes und den Referenten Herrn Professor BERGMANN, Herrn Professor BÜHLMANN, Herrn Dozent HARMS, Herrn Professor RODEWALD und Herrn Professor WIEMERS, sowie dem Leiter und den Teilnehmern des Podiumsgespräches Herrn Professor OEHMIG, Herrn Professor BERGMANN, Herrn Professor BÜHLMANN, Herrn Dozent HARMS, Herrn Professor HOSSLI, Herrn Professor HORATZ, Herrn Dozent KUCHER, Herrn Professor RODEWALD und Herrn Professor WIEMERS für ihre interessanten Beiträge.

München, im März 1968   CHARLOTTE LEHMANN

Inhaltsverzeichnis

Verzeichnis der Referenten und Diskussionsteilnehmer

BERGMANN, H., Univ.-Doz., Dr. med., Vorstand des Institutes für Anaesthesiologie des Allgem. öffentl. Krankenhauses der Stadt Linz/Donau, Österreich

BÜHLMANN, A., Prof. Dr. med., Direktor der Medizinischen Univ.-Klinik des Kantonspitals Zürich, Schweiz

HARMS, H., Priv.-Doz. Dr. med., Anaesthesieabteilung der Chirurgischen Universitäts- und Poliklinik Hamburg

HORATZ, K., Prof. Dr. med., Ordinarius für Klinische Anaesthesiologie der Universität Hamburg

HOSSLI, G., Prof. Dr. med., Direktor des Institutes für Anaesthesiologie der Univ.-Kliniken des Kantonspitals Zürich, Schweiz

KUCHER, R., Univ.-Doz. Dr. med., Oberarzt des Institutes für Anaesthesiologie der Universität Wien, Österreich

OEHMIG, H., Prof. Dr. med., Leiter des Anaesthesiezentrums der Univ.-Kliniken Marburg

RODEWALD, G., Prof. Dr. med., Direktor der Abteilung für Herz- und Gefäßchirurgie der Chirurg.-Univ.-Klinik Hamburg

WIEMERS, K., Prof. Dr. med., Vorstand des Instituts für Anaesthesiologie der Chirurg. Klinik Freiburg/Br.

WYLER, M., Dr. med., Medizinische Univ.-Klinik des Kantonspitals Zürich, Schweiz

Eröffnung

K. Horatz:

Hoher Hausherr, liebe Frau Lehmann, meine Damen und Herren!

Im Namen der Deutschen Gesellschaft für Anaesthesie und Wiederbelebung begrüße ich Sie zu unserem Symposion über „Langzeitbeatmung". Daß Sie trotz der beginnenden Hochsaison des Anaesthesisten so zahlreich erschienen sind, zeigt mir, daß unser Thema richtig gewählt wurde.

Ich möchte Sie nicht mit Einführungsreden langweilen. Bevor wir mit der Arbeit beginnen, muß ich Ihnen zunächst aber eine kurze Programmänderung bekanntgeben. Herr Bühlmann erreichte sein Flugzeug nicht und kommt später, so daß wir mit dem Vortrag von Herrn Wiemers beginnen. In Vorbereitung darf ich die Herren Bergmann und Rodewald bitten. Die Morgensitzung schließt um 10.30 Uhr. Vor der Round-table-Konferenz hören wir zunächst den Vortrag von Herrn Bühlmann.

Und nun möchte ich auch an dieser Stelle gleich zu Beginn Frau Lehmann für die hervorragende Vorarbeit danken, die ja, wie wir schon gestern abend erlebten, mit großer Liebe geleistet wurde. Ich darf bitten, daß sie als Hauptorganisatorin das Programm übernimmt und uns zunächst einige technische Dinge mitteilt.

Ch. Lehmann:

Herr Vorsitzender, meine Damen und Herren!

Ich freue mich sehr, daß Sie unserer Einladung so zahlreich Folge geleistet haben und hoffe, daß Sie München sowohl in Hinsicht auf die wissenschaftliche Tagung als auch auf die zu erwartenden festlichen Stunden in guter Erinnerung behalten werden. Mein besonders herzlicher Dank gilt den Herren Referenten sowie dem Leiter und den Teilnehmern des Podiumsgespräches. Sie als die Experten unserer Fachrichtung werden uns die Materie der Langzeitbeatmung, ihrer Indikation und ihrer Kontrolle näherbringen.

Die Unternehmungen Anaesthesie-GmbH., Bayer, Biotest, Bott & Walla, Braun, Drägerwerke, Eli-Lilly-GmbH., Ethicon, Godart, Hellige, Janssen, Jäger, Lentia, Mela, Mivab, Rhein-Pharma, Müller, Willy Rüsch,

Siemens und Schwarzer laden uns zum Mittagessen und zu den gesellschaftlichen Veranstaltungen ein und geben uns Gelegenheit, Kunst zu bewundern, das Lokalkolorit kennenzulernen und freundschaftliche Kontakte zu festigen.

Der Stadt München und Herrn Professor Maurer als ärztlichem Direktor und Hausherrn danke ich für die erwiesene Gastfreundschaft.

Diejenigen von Ihnen, die an den Nachmittagsveranstaltungen und am Festabend teilnehmen wollen und sich noch nicht angemeldet haben, bitte ich, sich in der Kaffeepause am Tisch des Kongreßbüros einzufinden. Dort werden zusätzlich Teilnehmerbescheinigungen ausgehändigt.

Herr Professor Maurer hat jetzt die Liebenswürdigkeit, Sie als Vertreter des Oberbürgermeisters in München willkommen zu heißen.

G. MAURER:

Herr Vorsitzender, meine sehr verehrten Damen, meine Herren!

Es gereicht mir zur Ehre, Sie in zweifacher Form, einmal als Hausherr und einmal als Vertreter des Oberbürgermeisters der Landeshauptstadt München ganz besonders herzlich willkommen zu heißen. Wir haben uns sehr gefreut, daß Sie diese Tagung in München in unserem Hörsaal abhalten.

Als ich 1953 die Leitung der chirurgischen Abteilung dieses Hauses übernahm, waren es viele Aufgaben, die vor uns standen, viele Probleme, die es zu lösen galt. Und ein Problem, das so bald wie möglich gelöst werden mußte, war die Schaffung einer wohlfunktionierenden Anaesthesieeinheit.

Am 1. Januar 1954, also vor über 12 Jahren wurde der Boden für die heutige Anaesthesieabteilung geschaffen, die jetzt über ihre rührige Leiterin und 17 bewährte Mitarbeiter in planmäßigen Anaesthesisten-Stellen verfügt, eine Anaesthesieabteilung, die – nach neuzeitlichen Gesichtspunkten bestens eingerichtet – wohl funktioniert.

Mögen Sie daraus ersehen, wie sehr die ärztliche Leitung dieses Hauses und die Münchener Stadtverwaltung die Bedeutung Ihres jungen aufstrebenden Fachgebietes erkannt hat und fördert. Deshalb habe ich mich auch ganz besonders gefreut, daß ein so wichtiges Thema wie die Langzeitbeatmung von hervorragenden Sachkennern in diesem Hörsaal besprochen werden soll.

Ich wünsche Ihnen zu dem wissenschaftlichen Verlauf Ihres Kongresses recht viel Erfolg.

Darüber hinaus darf ich Ihnen noch viel Freude und viel Vergnügen für den heutigen Nachmittag und Abend wünschen, wenn Sie unsere gute und echte Münchener Luft atmen. München ist nämlich nicht nur Musik und Malerei und Architektur und Kunst und Theater und Literatur, München ist auch ein Begriff der Gastfreundschaft und ein Begriff der Lebensfreude. Und wenn Sie so wollen, das Wort „Münchener Gemütlichkeit", es ist Ihnen allen bekannt, kommt von Gemüt – das ist es wohl, was uns die bayerische Metropole, auch Millionendorf genannt, so liebenswert macht. In diesem Sinne herzlichst willkommen zu Ihrer Tagung in München.

K. Horatz:

Lieber Herr Maurer, für die netten Worte zur Einführung darf ich mich sehr herzlich bedanken.

Und nun, meine sehr geehrten Damen und Herren, die Zeit drängt, wir müssen arbeiten.

Ich darf als ersten Herrn Wiemers zu „Indikation und Verfahren der Langzeitbeatmung" bitten.

Pathophysiologie der Langzeitbeatmung*

Von **A. Bühlmann** und **M. Wyler**

Aus der Medizinischen Universitätsklinik Zürich
(Direktor: Prof. Dr. P. H. Rossier)

Der Begriff der Dauer- oder Langzeitbeatmung wird nicht überall in gleicher Weise definiert. Wir verstehen unter Dauerbeatmung eine vollständige künstliche Beatmung durch die oberen Luftwege während mindestens 24 Stunden unabhängig von Bewußtseinszustand und spontanen Atembewegungen des Patienten. Die Beatmung während und unmittelbar nach einer Narkose, die oft nur einige Stunden dauernde Beatmung bei akuten ventilatorischen Notfallsituationen, z. B. bei Intoxikationen, Unfällen, Aspirationen soll deshalb in diesem Zusammenhang nicht berücksichtigt werden. Zu Beginn beherrscht meist die Grundkrankheit die Szene, die ungenügende oder fehlende Spontanatmung stellt nur eine der zu korrigierenden Störungen dar. Die künstliche Beatmung während der ersten Stunden ist zwar nicht problemlos, Prognose und Komplikationen werden aber zur Hauptsache direkt von der Grundkrankheit bestimmt, für deren Diagnostik und Therapie Zeit gewonnen werden muß. Bei der Langzeitbeatmung ergeben sich möglicherweise Komplikationen, die auf die Beatmung selber zurückgeführt werden müssen, zudem interessiert natürlich eine allfällige Abhängigkeit bestimmter Komplikationen von der Beatmungsdauer.

Abgesehen von den Tetanusfällen, den posttraumatischen Fettembolien und einer posttraumatischen Atemlähmung, die auf der Anaesthesieabteilung und der Chirurgischen Klinik B behandelt wurden, waren alle hier berücksichtigten Patienten auf der Beatmungsabteilung der Medizinischen Klinik hospitalisiert. Damit ergeben sich hinsichtlich Indikation und Durchführung der Beatmung keine großen Unterschiede.

A. Indikationen und Methodik

Eine arterielle pCO_2 von über 60 mmHg gibt uns die dringende Indikation für die Intubation und Beatmung. Dieser Wert verschiebt sich bei Patienten mit obstruktiven Lungenemphysem und chronischer Globalinsuffizienz auf über 70 mmHg. Unabhängig von der arteriellen pCO_2

---

* Die hier summarisch dargestellten Befunde werden an anderer Stelle später ausführlich publiziert.

stellt eine extreme arterielle Hypoxaemie mit einer O_2-Sättigung unter 70%, d. h. einer pO_2 unter 40 mmHg ebenfalls eine Indikation dar, falls es sich nicht um Patienten mit einem kongenitalen cyanotischen Herzfehler handelt. Extrem tiefe O_2-Werte im venösen Mischblut bei mehr oder weniger normalen arteriellen Blutgasen sind Ausdruck einer ganz ungenügenden Förderleistung des Herzens und können ebenfalls eine Indikation zur künstlichen Beatmung geben. Derartige Zustände sind aber in einem vorwiegend internistischen Krankengut, wenn man vom Schock nach Myokardinfarkt absieht, eher selten.

Die Wahl der O_2-Konzentration des Beatmungsgemisches wird zu Beginn der Situation angepaßt. Wir reduzieren den O_2-Anteil in der Regel nach einigen Tagen auf 40%, bei der während Monaten und Jahren durchgeführten Langzeitbeatmung arbeiten wir meist mit Luft, um Hyperoxieschäden an den Alveolen zu vermeiden. Bei interkurrenten Fieberschüben, Bronchopneumonien und anderen Komplikationen wird die O_2-Konzentration wieder erhöht. Die Dosierung des Ventilationsvolumens erfolgt nach den arteriellen Blutgasen, wobei wir uns für die Normalisierung mehrere Stunden bis Tage Zeit lassen. Bei den Patienten mit einem schweren obstruktiven Emphysem ist meist nur eine Senkung aber keine Normalisierung der arteriellen pCO_2 möglich. Da in diesen Fällen das Standardbicarbonat (Alkalireserve) meist deutlich erhöht ist, bringt eine zu schnelle Senkung der arteriellen pCO_2 mit der dadurch entstehenden beträchtlichen Verschiebung des pH zur alkalischen Seite und dem Abfall des Kaliums zusätzliche Risiken. Bei sehr langer Beatmungsdauer wird die Kontrolle der arteriellen Blutgase weniger wichtig. Patienten, die monate- und jahrelang beatmet werden, sind bei vollem Bewußtsein und in der Lage, allfällige Störungen und Fehleinstellungen des Respirators zu melden. Die Beatmung wird bei Patienten mit einem kreislauf- oder toxisch bedingten Lungenoedem mit einem konstantem Überdruck, in allen anderen Fällen mit Wechseldruck durchgeführt. Die Tracheotomie erfolgt meist erst während des 2.–3. Beatmungstages. Von Ausnahmen abgesehen wurden alle in den Tabellen angeführten Patienten mit dem Respirator von Engström beatmet.

B. Zusammensetzung des Krankengutes und Resultate

Nachdem die Kinderlähmung dank der Impfung keine Rolle mehr spielt, haben für den Internisten zentralnervöse Atemstörungen verschiedener Aetiologie und als einheitliche Gruppen die Schlafmittelvergiftung, die Polyradiculitis und das Cor pulmonale die zahlenmäßig größte Bedeutung. Bemerkenswert ist, daß im gleichen Zeitraum rund 2000 Patienten mit einer Schlafmittelvergiftung in die Klinik eingewiesen wurden, von denen nur 9 während mindestens 24 Stunden beatmet werden mußten.

Bei der zahlenmäßig bedeutendsten Gruppe, dem Cor pulmonale wegen obstruktiven Emphysem, bestehen immer schwer vorgeschädigte Lungen und meist auch schon seit Jahren pathologische Kreislaufverhältnisse, was

Tabelle 1. *1958–1966 wurden 109 Patienten während mindestens 24 Std. beatmet (Gesamtzahl der Beatmungsfälle: 220)*

	1–6 Tage	1–3 Wochen	Länger als 3 Wochen	Total
Schlafmittelvergiftung	9	—	—	9
Zentralnervöse Atemstörungen*	8	3	3	14
Poliomyelitis	4	1	8	13
Polyradiculitis	3	4	5	12
Cor pulmonale				
obstr. Emphysem	9	6	12	27
Asthma bronchiale				
Tetanus mit Curarebehandlung	2	5	12	19
Fettembolien	3	—	—	3
Diverse**	10	2	—	12
	48	21	40	109
Exitus	27	13	9	49

* Hirnblutungen, traumatische Atemlähmungen, Encephalo-menigitiden und Myelitiden, spinale Muskelatrophie.

** Toxisches Lungenoedem, Pneumonie, Herzinfarkt, Coma hepaticum, Eklampsie, Uraemie, Pilzvergiftung, Defibrinierungssyndrom, Antikoagulantien-blutungen, Porphyrie.

Tabelle 2. *Geschlechtsverteilung, mittleres Alter, Beatmungsdauer, Mortalität während der Langzeitbeatmung*

	Männer	Frauen	Mittl. Alter	kürzeste	längste	Exitus
					Beatmungsdauer	
Schlafmittelvergiftung	4	5	47	1 Tag	6 Tage	2
Zentralnervöse						
Atemstörungen	5	9	35	2 Tage	3 ½ Jahre	9
Poliomyelitis	9	4	24	1 Tag	6 ½ Jahre	6
Polyradiculitis	5	7	45	3 Tage	32 Tage	4
Cor pulmonale	21	6	56	1 Tag	104 Tage	13
Tetanus	9	10	46	2 Tage	34 Tage	5
Fettembolien	3	—	52	2 Tage	4 Tage	2
Diverse	9	3	31	2 Tage	22 Tage	8
	65	44	43			49

bei der Interpretation der Komplikationen berücksichtigt werden muß. Bei allen anderen Patienten liegen in der Regel keine schweren chronischen Schäden in den Luftwegen und Lungen vor. Das mittlere Alter aller Patienten beträgt 43 Jahre, die Geschlechtsverteilung ist abgesehen vom Über-

wiegen der Männer bei der Poliomyelitis und beim Cor pulmonale unauffällig. Die Überlebensrate beträgt im Mittel 55%, sie ist am besten bei der
Schlafmittelvergiftung, bei der Polyradiculitis und beim Tetanus, am
schlechtesten bei den Fettembolien, beim Cor pulmonale und bei den
heterogenen Gruppen der schweren Atemstörungen bei zentralnervösen
Ausfällen und diversen Grundkrankheiten.

Tabelle 3. *Atmung nach Beendigung der akuten Erkrankung*

	Spontanatmung normal	Kanüle	Zeitweise assist. Beatmung	Dauerbeatmung im Spital
Schlafmittelvergiftung	7	—	—	—
Zentralnervöse Atemstörungen	4	1	—	1
Poliomyelitis	4	3	2	1
Polyradiculitis	6	2	—	—
Cor pulmonale	8*	6	2	—
Tetanus	14	—	—	—
Fettembolien	1	—	—	—
Diverse	4	—	—	—
	48	12	4	2

* Blutgase nicht normalisiert, leichte bis mittelschwere Hypoxaemie und
Hypercapnie als chronischer Zustand.

Eine vollständige Restitution der Spontanatmung ist nur bei den
überlebenden Patienten mit Schlafmittelvergiftung, Fettembolien, Polyradiculitis, Tetanus, diversen Intoxikationen sowie toxisch-infektiösen
Lungenschädigungen zu erwarten. Wegen ungenügendem Hustenstoß
wurden 2 Kranke mit Polyradiculitis mit einer Sprechkanüle aus der Klinik
entlassen, doch konnte die Kanüle einige Monate später entfernt werden.
2 Poliomyelitispatienten benötigen seit Jahren zeitweise, insbesondere
nachts eine assistierte Beatmung mit einem Rumpfrespirator. 6 Patienten
mit Cor pulmonale wurden mit einer Dauerkanüle aus der Klinik entlassen.
Dauernd beatmet werden seit $6^{1}/_{2}$ Jahren eine Patientin mit einer Poliomyelitis und seit 2 Jahren ein Patient mit einer posttraumatischen Querschnittslähmung. Beide Fälle demonstrieren, daß eine Langzeitbeatmung
ohne letale Komplikationen möglich ist. Ein Patient mit einer spinalen
Muskelatrophie wurde während $3^{1}/_{2}$ Jahren ohne größereKomplikationen
mit dem „Poliomat" beatmet. Er kam an einer massiven Lungenembolie
ad exitum. Diese Kranken waren während Jahren immobilisiert und nicht
in der Lage, ohne Beatmungsgerät länger als 1–2 min genügend zu atmen.
Würde die Beatmung mit gegenüber der Norm phasenverkehrten respiratorischen intrabronchialen und intrathorakalen Druckschwankungen bei
dauernd positivem Alveolardruck sowie die im Vergleich zur normalen
Atemregulation doch eher grobe Anpassung der Ventilation an das

wechselnde Gaswechselbedürfnis zwangsläufig über kurz oder lang zu schweren Störungen führen, so hätten diese bei derartig langen Zeiten auftreten sollen. Ist einmal die akute, dramatische und dauernd wechselnde Anfangssituation der Grundkrankheit überstanden, so spielen Fragen wie Dosierung der Ventilation, Gasgemisch, Überdruck-, Wechseldruckbeatmung, arterielle Blutgase, Rückwirkungen auf den Kreislauf und das Säure-Basen-Gleichgewicht keine so große Rolle mehr wie während der ersten Tage. Die schweren und letalen Komplikationen erklären sich z. T. mit der Grundkrankheit und der allgemeinen Situation, z. B. Tracheostoma und Immobilisation. Die in den Tab. 4 und 5 zusammengefaßten Komplikationen dürften nur ausnahmsweise direkt mit der künstlichen Beatmung selber zusammenhängen. Mit besseren Beatmungsmethoden und anderen Respiratortypen ist deshalb hinsichtlich Komplikationen kaum eine wesentliche Besserung zu erwarten.

C. Komplikationen

Zahlenmäßig an erster Stelle stehen die Komplikationen im Bereich der Trachealkanüle wie Ulcerationen, Perforationen und Abscesse, später Stenosierung durch Polypen oder Granulationsgewebe sowie Tracheo-

Tabelle 4. *Häufigkeit der klinisch erfaßten Komplikationen in Abhängigkeit zur Beatmungsdauer*

	1–6 Tage 109 Patienten	1–3 Wochen 69 Patienten	Länger als 3 Wochen 40 Patienten
Trachealkanüle	3	3	8
Schwere Tracheal-Bronchial-infektionen	9	10	17
Bronchopneumonien	30*	17	6
Lungenabscesse	—	2	3
Atelektasen	23	16	7
Pleuraexsudate, -ergüsse	6	4	1
Lungenembolien	2	3	4
Herz-, Kreislaufversagen**	4	7	13
Magen-, Darmblutungen	4	3	2
Cystitis, Pyelitis	—	3	7

* Bei Cor pulmonale vorbestehend und meist Ursache der akuten Verschlechterung.
** Rhythmusstörungen, Blutdruckabfall, Herzstillstände.

malacien, Tracheal- und Bronchialinfektionen. Als Tracheal- und Bronchialinfektionen wurden nur die schweren Fälle mit reichlich eitrigem Sekret, die deswegen gezielt mit Antibiotika behandelt werden mußten, gezählt. Die Bronchopneumonien sind bei Patienten mit Cor pulmonale

wegen obstruktivem Emphysem meist vorbestehend und die Ursache der
ventilatorischen Notfallsituation, die die Intubation und Beatmung nötig
macht. Als Komplikation sind sie bei den anderen Patientengruppen während der ersten Woche eher selten. Interessant ist die Bevorzugung der

Tabelle 5. *Seitenverteilung der Atelektasen und Bronchopneumonien*

	rechts	links
Atelektasen	19	9
Bronchopneumonien	34	10

rechten Seite für Pneumonien und Atelektasen, was sich wahrscheinlich
mit den anatomischen Verhältnissen erklärt. Als Todesursachen während
der Langzeitbeatmung stehen die Lungenembolien und das Herz-Kreislaufversagen durch Rhythmusstörungen, Kammerflimmern und Blutdruckabfall an erster Stelle. Relativ häufig sind Magen-Darm-Blutungen, insbesondere bei den Patienten mit einem Cor pulmonale. Bei den mehrere
Wochen dauernden Beatmungen häufen sich die Cystitiden und Pyelitiden.

Tabelle 6. *Wichtigste Sektionsbefunde bei 27 Patienten, die während der ersten Woche der Beatmung verstarben*

16 Tracheo-Bronchitiden
 5 Ulcerationen im Bereich der Trachealkanüle
 7 Lungenembolien
10 Herzdilatationen (ohne Vitien und Rechtshypertrophien bei Cor pulmonale)
 3 endo-, bzw. epikardiale Blutungen
 2 Magen-, bzw. Duodenalulcera
 4 Magen-, bzw. Duodenalblutungen
14 entzündliche und haemorrhagische Milzschwellungen
 9 Cysto-Pyelitiden, z. T. mit Blasenblutungen
 1 Epithelkörperchenhyperplasie

Die wichtigsten Sektionsbefunde von 27 während der ersten Woche
verstorbenen Patienten weisen ebenfalls auf die Häufung von Lungenembolien hin, die nur z. T. klinisch diagnostiziert wurden. Auffallend ist,
daß bereits zu diesem Zeitpunkt in einem Drittel der Fälle Cysto-Pyelitiden
bestanden, die klinisch nicht vermerkt wurden. Bei den später, während
längerer Beatmungsdauer verstorbenen Patienten sind als Hauptbefunde
ebenfalls Lungenembolien, Magen-, Darmkomplikationen und Cysto-
Pyelitiden am häufigsten. Im Gegensatz zu den Frühfällen sind auffällige
Herzdilatationen scheinbar selten, dafür wurde ohne Berücksichtigung der
Patienten mit einem vorbestehenden Cor pulmonale 5 mal eine leichte
Rechtshypertrophie gefunden. Auch die endokardialen Blutungen sind als
Spätkomplikationen nicht selten. Bei den Einzelbefunden wie Epithel-

körperchenhyperplasie, Nebennierenrindenhyperplasie, Thymom und Lymphogranulom dürfte kaum ein Zusammenhang mit der zur Beatmung führenden Grundkrankheit und der Langzeitbeatmung bestehen.

Tabelle 7. *Wichtigste Sektionsbefunde bei 16 Patienten, die nach mehr als einwöchiger Beatmung verstarben*

```
 1 Perforation der Trachea mit Arrosion der Arteria carotis
 1 Totalatelektase li.
 8 Lungenembolien
 5 Rechtshypertrophien (ohne Cor pulmonale)
 3 endokardiale Blutungen
 1 interstitielle Myocarditis
 6 Magen-, bzw. Duodenalulcera
 2 Magen-, bzw. Duodenalblutungen
 2 haemorrhagische Enteritiden
 1 Ulceration im Rectum
 1 Pancreatitis
 9 entzündliche und haemorrhagische Milzschwellungen
10 Cysto-Pyelitiden, z. T. mit Blasenblutungen, 1 Schrumpfblase
 1 eitrige Prostatitis
 1 Nebennierenrindenhyperplasie
 1 Thymom
 1 Lymphogranulom
```

D. Schlußfolgerungen

Während die häufigen Komplikationen im Bereich der oberen Luftwege und die Cysto-Pyelitiden therapeutisch viel Mühe bereiten, so führen sie doch nur ausnahmsweise direkt zum Tode. Die wichtigste Todesursache während der Langzeitbeatmung ist das Herzversagen, wobei aetiologisch die Lungenembolien im Vordergrund stehen. Die meist weitgehende Immobilisierung der beatmeten Patienten fördert zweifellos die Entwicklung von Thrombophlebitiden. Andererseits dämpft die Häufung von z. T. tödlichen Magen-Darm-Blutungen die Bereitschaft zu einer prophylaktischen Dauerantikoagulation. Eine wesentliche Verbesserung der Erfolgsstatistik in einem ähnlich zusammengesetzten Krankengut ist aber in erster Linie von einer Senkung der Emboliehäufigkeit zu erwarten.

Summary

Complications caused by the method of artificial ventilation itself are described as well as specific complications depending on the duration of ventilation. The 109 cases investigated were almost entirely medical cases. The shortest time of ventilation was 24 hrs., the longest $6^{1}/_{2}$ yrs. Results are shown in tables and indicate as most frequent but seldom letal complications pathological conditions in the upper airways and cysto-pyelitis.

Cardiac arrest is the most frequent cause of death caused by pulmonary embolisms. Immobilisation of the pt. promotes thrombophlebitis. Prophylactic anticoagulant therapy is not employed because of the frequent and often letal gastro-intestinal hemorrhages. Better results in similar cases can be expected if it is possible to reduce the occurrence of embolism.

Literatur

Bachmann, H.: Die künstliche Beatmung. Helvet. med. acta **31**, 29 (1964).

Blum, A.: Die Prognose des chronischen Cor pulmonale. Arch. Kreislaufforsch. **48**, 57 (1965).

Bühlmann, A.: Ventilatorische Notfallsituationen. Anaesthesiologie und Wiederbelebung, Band 15. Berlin-Heidelberg-New York: Springer 1966.

Bühlmann, A., H. Gattiker und G. Hossli: Die Behandlung des Lungenödems mit Überdruckbeatmung. Schweiz. med. Wschr. **94**, 1547 (1964).

Just, O. H., H. Lutz, J. Wawersik und I. Deichl: Die Tracheotomie aus anaesthesiologischer Sicht. Dtsch. med. Wschr. **90**, 505 (1965).

Meade, J.: Tracheotomy- its complications and their management. N. England J. Med. **265**, 519 (1961).

v. Schulthess, G.: Tracheotomie, Komplikationen und Spätfolgen. Fortschr. Hals-Na.-Ohrenheilkd. **11**, 51 (1965).

Yarington, C. and J. Frazer: Complications of Tracheotomy. Arch. Surg. **91**, 652 (1965).

Überwachung der Langzeitbeatmung

Von **G. Rodewald** und **H. Harms**

Aus der Chirurgischen Klinik (Direktor Prof. Dr. L. Zukschwerdt), der Abteilung für Herz- und Gefäßchirurgie (Direktor: Prof. Dr. G. Rodewald) und der Anaesthesieabteilung (Direktor: Prof. Dr. K. Horatz) der Universität Hamburg

Unsere Erfahrungen in der Langzeitbeatmung erstrecken sich vorwiegend auf chirurgisches Krankengut, d. h. auf Patienten, bei denen diese Behandlung nach Unfällen, nach Operationen, nach Wiederbelebung und nach Tetanusinfektion notwendig wurde. Bei der Mehrzahl unserer Kranken war der Atemapparat selbst, also Brustwand, Zwerchfell, Pleura und Lunge, oft auch der Kreislauf, in Mitleidenschaft gezogen. Es bestand also ein erheblicher Unterschied gegenüber Patienten, die an einer zentral bedingten Ateminsuffizienz bei an sich intaktem Atemapparat leiden.

Wir besprechen im folgenden Methoden, die notwendig sind, um Kranke mit anhaltender Ateminsuffizienz zu überwachen. Wir gehen dabei auf die zugrundeliegenden pathophysiologischen Zustände und die daraus resultierenden klinischen Bilder absichtlich kaum ein, da dies den anderen Referenten vorbehalten ist.

Bei Kranken, die über längere Zeit beatmet werden, müssen die Körperkonstanten kontrolliert und wenn nötig und möglich korrigiert werden. Es handelt sich um Intensivpflegepatienten, bei denen am Beginn der Behandlung tunlichst alle Maßnahmen zur Überwachung getroffen werden sollten. Wenn die Respiratorbehandlung über längere Zeit durchgeführt wird, dann können diese Maßnahmen den Erfordernissen des Einzelfalles angepaßt, d. h. reduziert werden. Dies ist sowohl aus Gründen der Ökonomie notwendig als auch um dem Kranken alles Überflüssige, Belastende und nicht selten Quälende zu ersparen. Das regelmäßige akustische Signal eines Ekg-Monitors beruhigt Arzt und Schwester. Daß der bewußtseinsklare Kranke sich dabei etwas denkt, ist sicher, was er sich jedoch denkt, ist bisher wenig bekannt und erst neuerdings Objekt psychologischer Untersuchungen.

Zur Überwachung des *Kreislaufs* sollten zumindest Blutdruck und Pulsfrequenz gemessen und tabelliert, besser in Kurven festgehalten werden. Wenn Blut- und Flüssigkeitsersatz in größerem Umfang notwendig sind, oder wenn vor allem im späteren Verlauf der Überblick über die Blut- und

Wasserbilanz verloren gegangen ist, dann ist nach unserer Erfahrung die
zentrale Venendruckmessung unerläßlich als Grundlage für die Trans-
fusions- und Infusionsbehandlung. Der Katheter sollte in eine Schlüssel-
beinvene, in eine der beiden Hohlvenen oder in den rechten Vorhof vor-
geschoben werden. Das Risiko einer Thrombophlebitis ist gering, wenn
zwischen der Einführungsstelle in die Vene und der Durchführung durch
die Haut eine Distanz von 10–12 cm besteht, wie dies Abb. 1 zeigt. Solche
Katheter haben wir bis zu 2 Wochen belassen. Neueinführung an anderer
Stelle ist möglich.

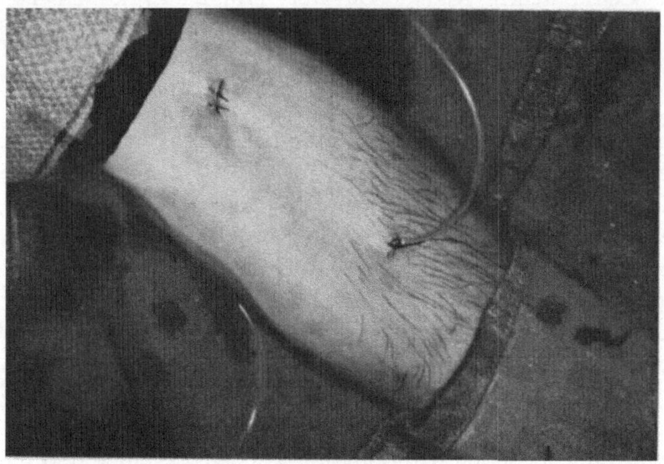

Abb. 1

Ein Ekg-Monitor mit Oszilloskop reicht aus, um die Frequenz zu
kontrollieren und Arrhythmien zu erfassen. Zur Diagnostik von Rhythmusstörungen ist jedoch ein 3-Kanal-Ekg-Schreiber mit der Möglichkeit zur
Registrierung von Brustwandableitungen notwendig.

Respiratorbehandlung substituiert die insuffiziente Spontanatmung des
Kranken. Das Erfolgsorgan der Lunge ist das Blut. Analysen der arteriellen
Blutgase sind unerläßlich, um den Effekt der Beatmung zu kontrollieren.
Da die Versorgung der Gewebe nicht nur vom arteriellen Sauerstoffgehalt,
sondern auch vom Perfusionsvolumen pro Zeiteinheit abhängt, ist in Ein-
zelfällen die Untersuchung des venösen Mischblutes aufschlußreich, das
man aus dem rechten Vorhof ebenso gut wie aus der Pulmonalarterie abnehmen kann.

Wir gewinnen arterielles Blut aus der A. femoralis und brachialis, bei
kleinen Kindern Capillarblut aus dem Ohrläppchen oder der Ferse.

Sauerstoffsättigung und -druck, pH, Kohlensäuredruck, Standard-
bicarbonat, Hämatokrit und O_2-Kapazität können mit Mikro- und Makro-
methoden gemessen und berechnet werden.

Wir bestimmen die Sauerstoffsättigung des Hämoglobins mit Hilfe des AO-Oxymeters bzw. des Sauerstoffsättigungsmessers OSM 1. Das pH wird mit einer Glaselektrode (Einstabmeßkette und Knick-pH-Meter) bzw. mit dem Astrup-Gerät gemessen. Der pH-Wert einer Blutprobe, die mit einem Gasgemisch von 40 mmHg pCO_2 und einem Sauerstoffdruck von mehr als 150 mmHg bei 37° C äquilibriert wurde, wird zur Aufstellung einer $pH-pCO_2$-Kurve verwendet. Daraus kann der Standardbicarbonatwert und der Kohlensäuredruckwert der arteriellen Blutprobe abgelesen werden.

Der Hämatokritwert wird entweder in Wintrobe-Röhrchen mit der Christ-Zentrifuge oder in abgeschmolzenen Capillaren mit der Hawskley-Zentrifuge gemessen. Die Sauerstoffkapazität kann dann berechnet werden.

Na, K und Ca im Serum und im Urin (der durch einen Dauerkatheter abgeleitet wird) messen wir mit Hilfe des Flammenphotometers. Chlor wird coulometrisch bestimmt.

Es wäre wünschenswert, das Körpergewicht regelmäßig und häufiger zu bestimmen. Wegen der Ungenauigkeiten infolge praktischer Schwierigkeiten führten wir solche Messungen nur vereinzelt durch.

Für die Indikation, Durchführung und Beendigung der Respiratorbehandlung spielen die Ergebnisse der Blutgasanalysen eine entscheidende Rolle. Weder aus dem Aspekt des Kranken noch aus einer nach sog. Normalwerten eingestellten künstlichen Beatmung kann auf eine normale Belüftung des Alveolarraums geschlossen werden. Letzteres gilt wenigstens für die Masse unserer Kranken mit Beeinträchtigung des Atemapparates. Diese Tatsache kann unseres Erachtens gar nicht genug betont werden. Zwar gibt es klinische Zeichen schwerer Hypoxie, wie motorische Unruhe und kalter Schweiß des Kranken, periphere Vasokonstriktion mit kalten und blassen Extremitäten, Verminderung der Urinausscheidung bis zur Anurie, Arrhythmie und Bradykardie, doch treten diese Symptome im allgemeinen nicht gemeinsam mit der Hypoxämie, sondern erst als deren Folge auf.

Abb. 2 zeigt ein einfaches Beispiel für die Notwendigkeit der Einleitung und Aufrechterhaltung der Respiratorbehandlung bei einem 60 Jahre alten Mann, bei dem wegen eines Bronchial-Ca eine Pneumonektomie durchgeführt wurde. Bis zum 3. postoperativen Tag wurde der Kranke wegen unzureichender Spontanventilation mit dem Engström-Apparat beatmet. Vom 4. bis 6. Tag waren Sauerstoffsättigung und Kohlensäuredruck unter O_2-Maskenatmung noch normal. In der Nacht vom 6. auf den 7. Tag atmete der Kranke Außenluft. Am 7. Tag morgens betrug die arterielle O_2-Sättigung nur 65% HbO_2. Tracheotomie und Engström-Beatmung waren notwendig, um bis zum Nachmittag Normalwerte zu erreichen. Die Engström-Beatmung mußte über 3 Tage fortgesetzt werden. Die Kontrolle am 13. Tag ergab Normalwerte unter Spontanatmung und O_2-Insufflation. Der weitere Verlauf war komplikationslos.

Eine Teilatelektase der rechten Lunge verursachte die Hypoxämie, die durch den gleichzeitigen Übergang von O_2-Maskenatmung auf Außenluftatmung noch verstärkt wurde. Dieser Verlauf ist ein Beispiel für einen typischen Fehler in der postoperativen Behandlung. Der Übergang von O_2-Maskenatmung auf Außenluftatmung erfolgte über Nacht. Eine Kontrolle, ob Raumluftatmung für die Aufrechterhaltung einer normalen arteriellen O_2-Sättigung ausreichend war, wurde erst am nächsten Vormittag durchgeführt. Eine unvorhergesehene Komplikation, nämlich die Teilatelektase, führte zu einer lebensbedrohlichen Situation.

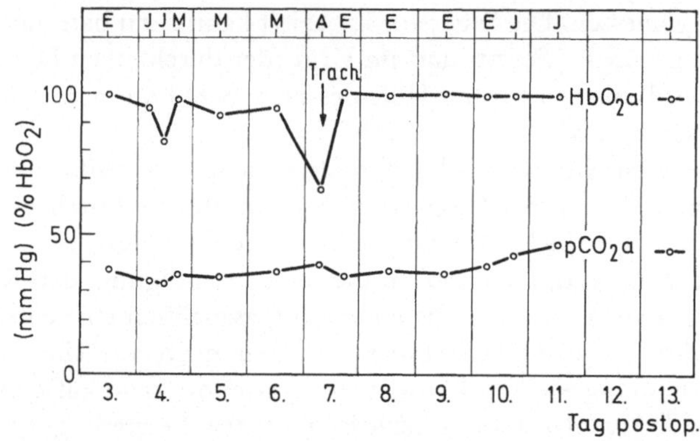

Abb. 2. Do., W. ♂ 60 J. Prot.Nr. 516/65. Pneumonektomie wegen Bronchial-Ca. Arterielle O_2-Sättigung (HbO₂a) und art. CO_2-Druck (pCO₂a); E = Engström, J = O_2-Insufflation, M = O_2-Maske, A = Außenluft, Trach. = Tracheotomie

Abb. 3 gibt den Verlauf bei einem verunfallten 30 Jahre alten Kranken mit Rippenfraktur und Pneumothorax rechts, ferner Gehirnerschütterung und mehrfachen Brüchen der unteren Extremitäten wieder. Am 2. Tag bestand unter Spontanatmung und O_2-Insufflation eine erhebliche arterielle Hypoxie mit Werten von 72–84% HbO₂. Am Nachmittag wurde Engström-Beatmung eingeleitet und über den 3. Tag fortgesetzt. Am 4. Tag wurde ein Versuch mit Spontanatmung unternommen. Die arterielle O_2-Sättigung sank auf 77% HbO₂ ab. Erneute Beatmung führte zur Normalisierung. Am 5. Tag betrug die O_2-Sättigung des spontanatmenden Patienten über 90% HbO₂, war aber am Morgen des 6. Tages wieder auf 74% HbO₂ abgesunken. Tracheotomie und Engström-Beatmung normalisierten den arteriellen O_2-Wert. Spontanatmung und Sauerstoffinsufflation reichten am 7. Tag aus. Unter Außenluftatmung betrug die O_2-Sättigung am 10. Tag 93% HbO₂. Der weitere Verlauf war komplikationslos.

Wie die Kurve am 2. Tag zeigt, wurde die Indikation zur Beatmung zu spät gestellt. Mehrfache Kontrollen zeigten nämlich, daß während O_2-Insufflation eine Hypoxämie fortbestand. Vom 3. auf den 4. Tag wurde, ähnlich wie bei dem ersten Kranken, das Behandlungsverfahren geändert, indem von Engström-Beatmung auf Spontanatmung mit O_2-Insufflation übergegangen wurde. Verspätete Kontrolle der Blutgase zeigte erst am 4. Tag vormittags eine arterielle Hypoxie. In der Nacht vom 5. auf den 6. Tag trat unter Spontanatmung wiederum eine Hypoxämie auf, die erst am 6. Tag morgens nachgewiesen wurde. Engström-Beatmung wurde erneut notwendig.

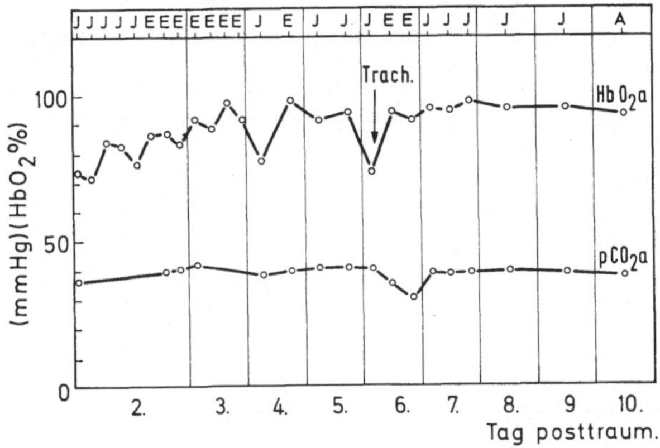

Abb. 3. Sv., G. ♂ 30 J. Prot.Nr. 9385/66. Schädelhirnverletzung, Rippenbruch und Pneumothorax re., Frakturen in den unteren Extremitäten, Fettembolie? Arterielle O_2-Sättigung (HbO_2a) und arterieller CO_2-Druck (pCO_2a). E = Engström, J = O_2-Insufflation, M = O_2-Maske, A = Außenluft, Trach. = Tracheotomie

Der erste Fehler, nämlich die Beatmung zu spät einzuleiten, lag zweifellos in der falschen Beurteilung der in ausreichender Zahl vorliegenden Blutgasanalysen durch den behandelnden Arzt. Der zweite Fehler, das Behandlungsverfahren über Nacht zu wechseln und die Blutgasanalysen zu spät durchzuführen, ist jedoch eher organisatorischer Natur. Grundsätzlich sollte bei einem Wechsel der Therapie, also z. B. beim Übergang von Beatmung auf Spontanatmung, von O_2-Insufflation auf Außenluftatmung usw. nach 1 bis 2 Stunden eine Blutgasanalyse zur Kontrolle durchgeführt werden.

Blutgasanalysen sind nicht nur notwendig, um die Indikation zur Einleitung künstlicher Beatmung oder zum Übergang auf Spontanatmung zu stellen, sie sind auch erforderlich, um unter Umständen den O_2-Anteil des Gasgemisches zu variieren und um den Effekt der Beatmung zu kontrollieren.

Abb. 4 zeigt bei dem eben besprochenen Kranken am 2. bis 3. Tag unter Engström-Beatmung die arterielle O_2-Sättigung in Abhängigkeit vom O_2-Anteil des Atemgases. Der Sauerstoffgehalt wurde am 2. Tag auf 60% vermindert. Danach fiel die O_2-Sättigung auf 83% HbO_2 ab. Beatmung mit

reinem Sauerstoff war weiterhin notwendig, um annähernd normale Sättigungswerte zu erreichen. Erst am Abend des 3. Tages konnte der O_2-Anteil
auf 60% reduziert werden.

Abb. 5 zeigt Blutgaswerte bei einem 11 Jahre alten Mädchen mit einem
Tetanus nach Unfall am 10. 9. Engström-Beatmung und Tracheotomie
wurden am 5. 10. notwendig. Die dargestellten Werte wurden vom 8. bis
11. 10. gemessen. Man sieht, daß die arterielle O_2-Sättigung normal ist. Der
arterielle Kohlensäuredruck steigt jedoch am 9. 10. auf 78 mmHg an,
obwohl an der Einstellung des Respirators nichts geändert wurde. Bei

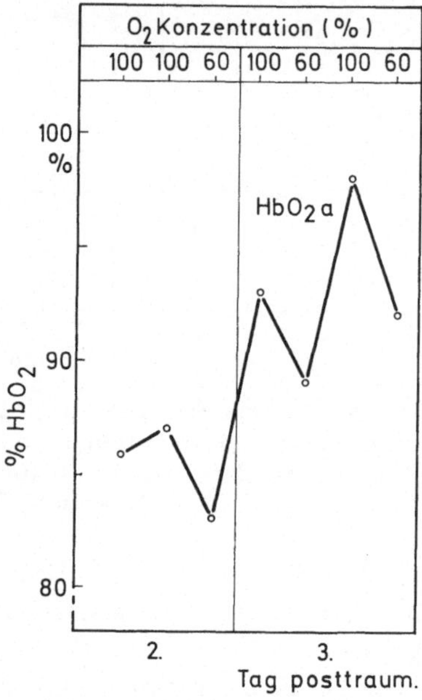

Abb. 4. Sv., G. ♂ 30 J. Prot.Nr. 9385/66. Schädelhirnverletzung, Rippenbruch
und Pneumothorax re., Frakturen an den unteren Extremitäten. Arterielle Sauerstoffsättigung (HbO_2a) während Engströmbeatmung mit unterschiedlicher
O_2-Konzentration

intaktem Atemapparat und theoretisch ausreichender Ventilation war
mangelnde Relaxation die Ursache der alveolaren Hypoventilation, die,
wie die Normalisierung des pCO_2 zeigt, durch entsprechende Maßnahmen
behoben werden konnte.

Diese drei Beispiele sind bewußt aus einer größeren Zahl von komplikationslos beatmeten Patienten ausgewählt worden, um die Notwendigkeit der Überwachung solcher Kranker zu demonstrieren. Am Wert der
Blutgasanalysen für die Durchführung der Beatmung ist wohl kaum zu
zweifeln. Die Frage ist vielmehr, *wie oft* solche Analysen erforderlich sind.

Bei dem demonstrierten verunfallten Patienten waren an 9 Tagen 25 Untersuchungen durchgeführt worden, davon am 2. Tag allein 8, wie wir sahen, offenbar zuviel und ohne Auswirkungen auf die Behandlung, später dagegen zu wenig.

Dieses Zuviel am Anfang und Zuwenig im weiteren Verlauf kann zu einem typischen Merkmal der Intensivpflege werden. Bei Kranken, die nach Unfällen oder Operationen über Tage und Wochen anhaltende Zustände wechselnd starker Ateminsuffizienz aufweisen, halten Energie und Aufmerksamkeit des behandelnden Personals oft nicht in gleichem Maße an, wie der Kranke tatsächlich gefährdet ist. Der Grund dafür liegt in der

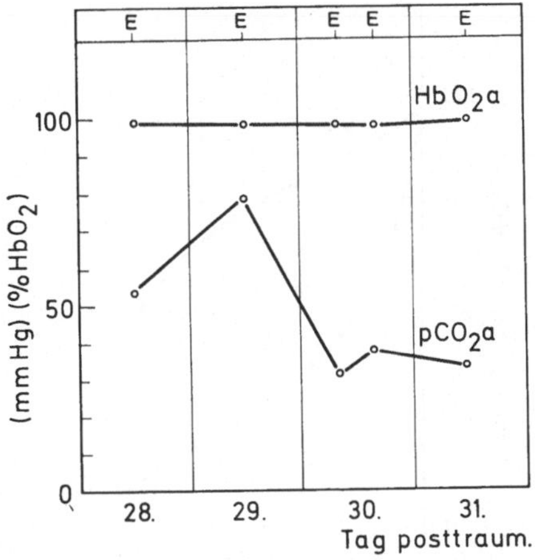

Abb. 5. Kö., A. ♀ 11 J. Prot.Nr. 20516/66. Tetanus. Arterielle O$_2$-Sättigung (HbO$_2$a) und art. CO$_2$-Druck (pCO$_2$a), E = Engströmbeatmug (60 % O$_2$)

ständigen Inanspruchnahme durch neu hinzukommende Frischoperierte und Unfallkranke einerseits und in der ungenügenden Zahl des Pflegepersonals andererseits. Dies führt zu dem allgemeinen Problem der Überwachung solcher Kranker, nämlich der Frage, *wieviel* an Überwachungs- und Pflegepersonal überhaupt benötigt wird.

Ein Kranker, der beatmet werden muß, befindet sich, sei er bei Bewußtsein oder nicht, in vollkommener Abhängigkeit vom Respiratorsystem. Technische Zwischenfälle, wie Sistieren der Gaszufuhr, Versagen oder Fehlfunktion des Respirators, Unterbrechung der Verbindung zwischen Apparat und Patient einschließlich Verlegungen und Verlagerungen des Intubationskatheters oder der Trachealkanüle einerseits, biologische Komplikationen andererseits, wie mangelnde Relaxation, Verstopfung von Trachea und Bronchus, Pneumothorax, Erguß und Atelektase sind jederzeit möglich. Die meisten dieser Komplikationen können zur Asphyxie führen, d. h. zur Erstickung, bei der definitionsgemäß die Zufuhr von Sauerstoff und der

Abtransport von Kohlensäure behindert sind. Bei obstruktiver Asphyxie fallen Sauerstoffsättigung und -druck im arteriellen Blut innerhalb von 3 Minuten auf Werte ab, die weit unter den venösen Normalwerten liegen. Dies zeigt Abb. 6 aus dem Abschnitt „Respiration" im Handbook of Physiology. Die Wiederbelebungszeit des Gehirns beträgt in jedem Fall nur Minuten. Innerhalb dieser Zeit muß die Störung behoben oder eine andere Form der Beatmung eingeleitet werden. Theoretisch könnten die *technischen* Störungen durch Monitore erfaßt werden, die den Respirator kontrollieren. Wir benutzen z. B. eine Warnanlage der

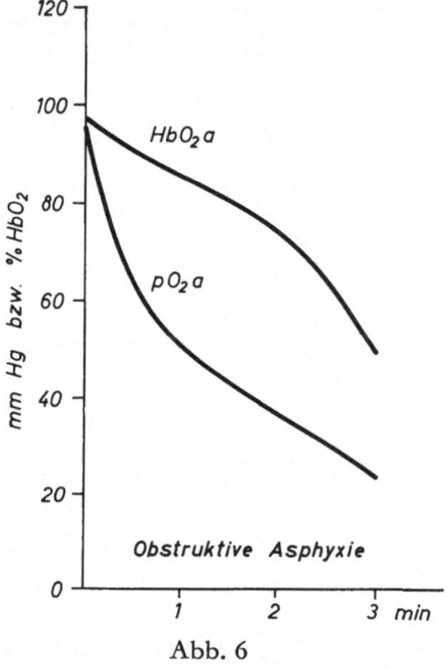

Abb. 6

Firma Dräger, die bei Absinken des Gasflaschendruckes unter 5 Atmosphären ein akustisches Signal abgibt, um mit diesem Hilfsmittel wenigstens Störungen in der Gaszufuhr zu erfassen. Die beste Kontrolle bestünde darin, das wahre Exspirationsvolumen des Patienten fortlaufend zu messen. Anstrengungen in dieser Richtung werden offenbar von Herrn Rügheimer unternommen. Die andere, heute häufig geübte Methode der Überwachung besteht darin, *biologische* Größen mit Hilfe von Monitorsystemen zu kontrollieren. Alarmierende Veränderungen treten aber im allgemeinen nicht gemeinsam mit der technischen Störung, sondern erst als deren Folge, also später, ein. Die zum Eingreifen verbleibende Zeit wird verkürzt.

Zentrale Monitorsysteme sollen die Überwachung erleichtern und Personal einsparen helfen. So haben Ungeheuer und Schülke über eine Anordnung berichtet, die erlaubt, 18 Patienten einer Intensivpflegestation durch *eine* Schwester intermittierend zu kontrollieren. Alarmanlagen machen auf Zwischenfälle aufmerksam. Auch wir haben gemeinsam mit Herrn HORATZ bei der Neueinrichtung unseres Bettenhauses vor $2^1/_2$ Jahren versucht, zentrale Überwachung einzuführen. Unsere Erfahrungen haben gezeigt, daß dezentralisierte Monitoranlagen und ununterbrochene persönliche Überwachung beatmeter Patienten die einzige Möglichkeit bieten, technische und biologische Komplikationen rechtzeitig zu erkennen und zu behandeln. Dauernde Überwachung eines solchen Kranken verlangt im Schichtdienst 3 Schwestern pro 24 Stunden, denn die Risiken sind nachts genau so hoch wie am Tage. Die Hamburger Behörden konzidieren für die Intensivpflege eine Schwester pro 1,5 Patienten, Urlaub, Freizeit und Krankheit eingerechnet. Dieser Schlüssel ist zu niedrig. Bis jetzt sind wir in der glücklichen Lage, die Lücke mit Studenten zu füllen, die entgegen unseren ursprünglichen Befürchtungen eine große Hilfe bedeuten. Auf der Suche nach Beispielen haben wir im Oktober 1966 in London folgende Zahlen gefunden:

1. Am Great Ormond Street Hospital for Sick Children stehen auf der kardiologisch-chirurgischen Station für Säuglinge und Kleinkinder 55 Schwestern für 22 prae- und postoperative Kranke, bei Bedarf auch mehr, zur Verfügung. Bei manchen tracheotomierten beatmeten Kindern wachen gleichzeitig zwei Schwestern.

2. Am Guy's Hospital und am National Heart Hospital stehen für je 5 bis 6 Intensivpflegefälle der Kardiochirurgie 20 bis 24 Schwestern zur Verfügung.

Unsere Behörden wenden ein, daß eine solche Schwesternbesetzung zu gewissen Zeiten nicht benötigt würde und daher überflüssig sei. Das trifft sicher zu. Einen Ausweg bietet die Möglichkeit, Intensivpflegeschwestern aus einem zentralen Pool nach Bedarf auf ein ganzes Klinikum zu verteilen, für deutsche Verhältnisse ein etwas ungewöhnlicher Gedanke, der aber aus ökonomischen Gründen in Erwägung gezogen werden sollte.

Zusammenfassung

Die Körperkonstanten von Patienten, die über längere Zeit beatmet werden, müssen sorgfältig kontrolliert werden. Eine zentrale Rolle nehmen arterielle Blutgasanalysen für die Indikation, Durchführung und Beendigung der Beatmung ein, da klinische Zeichen für Hypoxämie und Hyperkapnie häufig unzuverlässig sind und nicht zugleich mit, sondern erst im Gefolge von Gasstoffwechselstörungen auftreten.

Beatmete Kranke sind vollkommen vom Respiratorsystem abhängig und daher von technischen Störungen bedroht. Diese sowie biologische Komplikationen müssen rechtzeitig, d. h. in Minuten erfaßt werden, um lebensbedrohliche Auswirkungen einer Asphyxie zu vermeiden. Dazu ist persönliche Überwachung des einzelnen Kranken über 24 Stunden mit dezentralisierten Monitorsystemen unerläßlich.

Summary

Methods are discussed necessary to control patients with persisting respiratory insufficiency. This report concerns mostly surgical cases with injuries to the thoracic wall, the diaphragm, pleura and the lungs. The patients have to be ventilated for a long time and the vital signs are to be controlled accurately and recorded. Arterial blood gas-analysis is an important factor for the indication for artificial ventilation, for the ventilation itself and finally for the termination, because clinical signs of hypoxemia and hypercapnia are often unreliable and are late results of bloodges disurbances. The complete dependence of a patient on a respirator may bet threatening to him. Technical problems and biological complications have to be recognized immediately to prevent the highly dangerous asphyxia. This necessitates a 24-hour control of the patient, with a decentralized monitor-system.

Indikationen zur Langzeitbeatmung

Von **K. Wiemers**

Aus dem Institut für Anaesthesiologie (Direktor: Prof. Dr. K. WIEMERS)
und der Chirurgischen Klinik (Direktor: Prof. Dr. H. KRAUSS)
der Universität Freiburg i. Br.

Bei einer Erörterung der künstlichen Dauerbeatmung hätte man noch
vor 15 Jahren allein an die Behandlung der Poliomyelitis gedacht und den
Internisten für zuständig gehalten. Durch die Einführung der Muskelrelaxantien wurden jedoch die Anaesthesisten genötigt, sich mit der Technik
und den physiologischen Problemen der Beatmung näher zu befassen.
Dies hatte wiederum zur Folge, daß der Anaesthesist auch zum Fachmann
für Fragen der Wiederbelebung wurde.

Für den Anaesthesisten lag der Ausgangspunkt für die Langzeitbeatmung weniger bei der chronischen respiratorischen Insuffizienz als bei
akuten chirurgischen und anaesthesiologischen Komplikationen und nicht
zuletzt beim Tetanus. Diese speziellen, bei besonders kritischen Fällen
gewonnenen Erfahrungen kommen ihm wiederum zugute, wenn er mit
der Ausdehnung seiner Tätigkeit über das gesamte Klinikum auch mit
lebensbedrohlichen Situationen in anderen Fachgebieten konfrontiert wird.

In Tab. 1 sind die Indikationen zur Langzeitbeatmung aufgegliedert.
Sicher ist die hier vorgenommene Zuteilung der Krankheitsbilder nach
pathophysiologischen Gesichtspunkten angreifbar und nicht frei von
Überschneidungen; sie erscheint aber aufschlußreicher als eine Gliederung
nach Fachgebieten.

Im Grunde wird es keine Meinungsverschiedenheit darüber geben,
daß eine Ateminsuffizienz infolge cerebraler Hypoxie oder einer Barbituratintoxikation, einer Poliomyelitis oder einer schweren Brustkorbzertrümmerung, eine Indikation zur Beatmung darstellt. Problematisch ist der
Grenzfall, das Abwägen, ob man den Patienten noch ohne Risiko spontan
atmen lassen kann oder ob man ihn bereits der (auch nicht gefahrlosen)
künstlichen Beatmung unterziehen muß; ob jetzt, ob morgen, für wie lange
– und ob man ihn über den Trachealtubus beatmen oder besser gleich
tracheotomieren soll. Ich will versuchen, zur Klärung dieser Fragen, die
gelegentlich zu harten Diskussionen Anlaß geben, an Hand konkreter
Beispiele beizutragen.

Tabelle 1. *Indikationen zur Dauerbeatmung*

1. Zentrale Atemlähmung
   Vergiftungen, besonders mit Schlafmitteln
   Schädel-Hirn-Traumen
   Cerebralschaden nach Kreislaufstillstand
   Meningitis, Encephalitis
2. Periphere Atemlähmung
   Poliomyelitis
   Hohe Querschnittslähmung
   Myasthenia gravis
3. Störungen der Atemmechanik
   Brustkorbzertrümmerung
   Angeborene Zwerchfellhernie
4. Pulmonale Insuffizienz
   nach Lungenresektionen
   bei chronischem Emphysem, besonders postoperativ
   Status asthmaticus
   Pneumonie
5. Herz- und Kreislaufinsuffizienz
   Myokardiales Versagen, besonders nach Herzoperationen
   Lungenoedem, Lungenembolie, Fettembolie
   Schock
6. Stoffwechselentgleisungen mit cerebralen Störungen
   Coma diabeticum, urämicum, hepaticum
   Peritonitis, Ileus
7. Schwere Krampfzustände
   Chorea maior, Status epilepticus
   Eklampsie
   DDT-Vergiftung, INH-Vergiftung
   Tetanus

1. Zentrale Atemlähmungen

In dieser Gruppe sind die *Schlafmittelvergiftungen* prognostisch am günstigsten, so daß man selbst in schweren, aber nicht durch hohes Alter oder Pneumonie komplizierten Fällen eine Tracheotomie umgehen kann. Von 72 Vergiftungen, die wir in diesem Jahr behandelt haben, wurden nur 10 (zwischen 1 und 3 Tagen) beatmet. Tab. 2 zeigt die arteriellen Blutgase* in einem typischen Grenzfall, bei einem 27jährigen Studenten, der nach mehrmaligem Anlauf zum Staatsexamen 14 g Luminal eingenommen hatte. Wir konnten ihn – bei einem pCO_2, der drei Tage lang um 50 mmHg lag, – unter Sauerstoffinsufflation noch spontan atmen lassen, was allerdings weniger einer bestimmten Absicht als dem Umstand entsprach, daß kein Respirator mehr frei war.

---

* Die Blutgasanalysen wurden im Lungenfunktionslabor (Leiter: Doz. Dr. ZIMMERMANN) der Chirurg. Univ.-Klinik Freiburg i. Br. vorgenommen.

Die Patientin mit der schwersten Schlafmittelvergiftung, die wir bisher zu behandeln hatten, eine 21jährige Krankenschwester, hatte 20 g Barbiturat (genau abgezählt 152 Tabletten Luminal und 48 Tabletten Prominal) eingenommen, eine mehrfach letale Dosis; ihre eigenen Angaben stimmten übrigens mit den Bestimmungen des Barbituratspiegels im Blut gut überein. Sie wurde 6 Tage beatmet und war insgesamt 10 Tage bewußtlos. In diesem Falle haben wir allerdings tracheotomiert, gaben aber weder Analgetica noch periphere Kreislaufmittel und erzielten unter adäquaten Infusionen (mit reichlich Plasma) eine vorzügliche Diurese. Die Patientin hat sich ohne irgendeine Schädigung völlig erholt und ist glücklich, wieder zu leben (Abb. 1).

Tabelle 2. *K. A., 27 J., Vergiftung mit 14 g Luminal*

O_2-Sättigung	%	92,0
pO_2	mmHg	65,4
pH		7,38
pCO_2	mmHg	48,2
Bas. Üb.	mVal/l	+5,6

am 4. Tag nach der Aufnahme, Spontanatmung.

Die Barbituratvergiftungen sind weniger zu fürchten als die Suizidversuche mit Carbamiden, Doriden® und Noludar®, bei denen es häufiger zu schwerem Lungenödem und zur Leberschädigung kommt. Ein junger Mann, der bewußtlos bei uns eingeliefert wurde, hatte sich in Abitursnöten für fast DM 20,— rezeptfreie Schlafmittel zusammengekauft. Die Abb. 2 zeigt die Veränderungen der Hirnstromkurve in den ersten Stunden und Tagen nach der Aufnahme. Bei der zweiten Registrierung waren keine Rinden-Potentiale mehr abzuleiten, die Pupillen waren weit und lichtstarr, die Atmung war völlig gelähmt und die Muskulatur atonisch und reflexlos, nur die Herzaktion war noch nachweisbar, es bestand aber ein schweres Lungenödem (Tab. 3). Auch dieser Patient hat die Vergiftung ohne irgendeinen nachweisbaren cerebralen Schaden überstanden, wir haben ihn wegen eines Ikterus (mit erhöhten Serum-Transaminasen) zur Nachbehandlung in die Medizinische Klinik verlegt, von wo er uns in rührender Anhänglichkeit wiederholt besuchte, um sich von den Schwestern der Anaesthesieabteilung zu verabschieden.

Gefährlich ist nach unserer Erfahrung die Kombination einer Schlafmittelvergiftung mit einer Auskühlung. Wir haben zwei Patienten, die nach einem Suicidversuch mit Rectaltemperaturen unter 30° eingeliefert wurden, im Lungenödem verloren. Tab. 4 zeigt die schwere, durch das Lungenödem verursachte Hypoxie und die metabolische Acidose bei der einen Patientin, die (trotz Beatmung und Korrektur der Acidose durch Trispuffer) nicht zu retten war.

Zentrale Atemstörungen bei Schädel-Hirntraumen sind nahezu infaust; im Falle eines kompletten Atemstillstandes bei weiten, reaktionslosen Pupillen

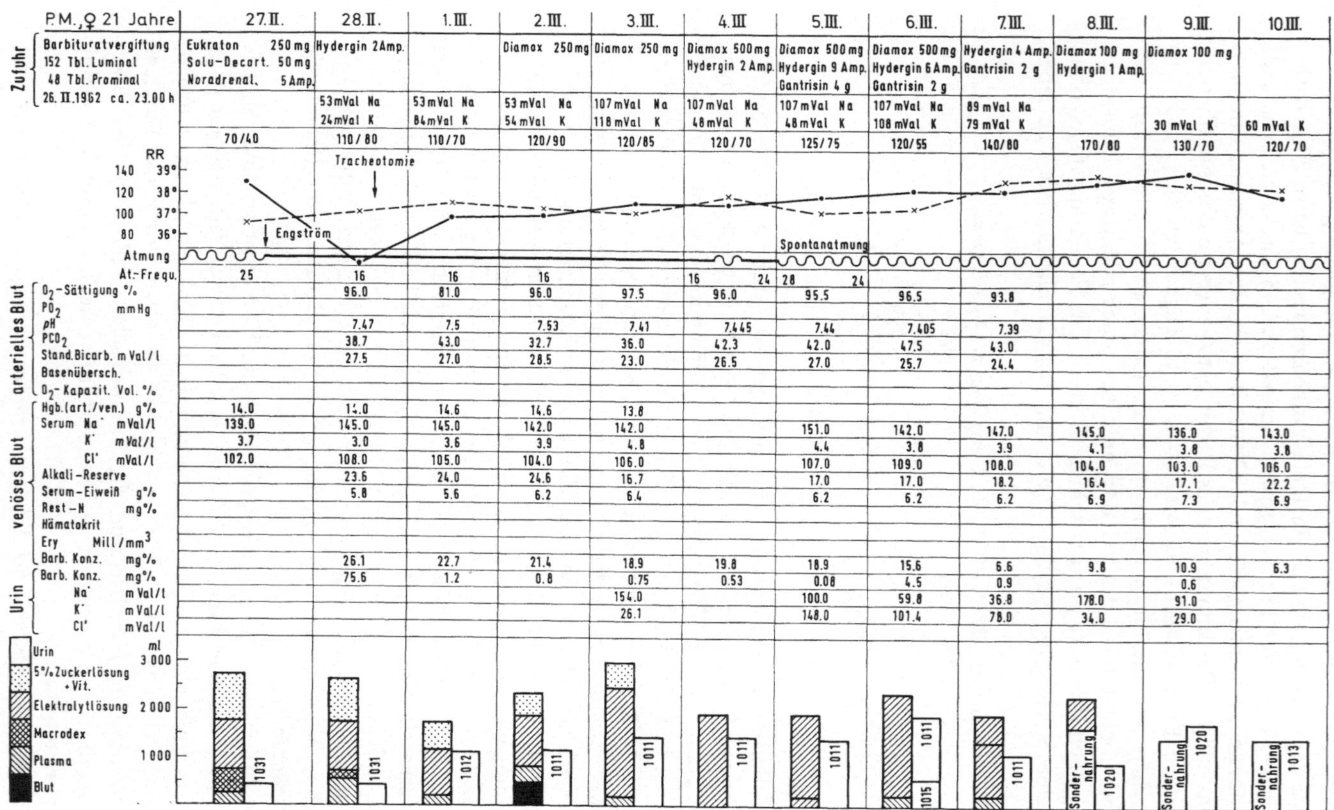

P.M., ♀ 21 Jahre	27.II.	28.II.	1.III.	2.III.	3.III.	4.III	5.III.	6.III.	7.III.	8.III.	9.III.	10.III.
Zufuhr — Barbituratvergiftung, 152 Tbl. Luminal, 48 Tbl. Prominal, 26.II.1962 ca. 23.00 h	Eukraton 250 mg; Solu-Decort. 50 mg; Noradrenal. 5 Amp.	Hydergin 2 Amp.		Diamox 250 mg	Diamox 250 mg	Diamox 500 mg; Hydergin 2 Amp.	Diamox 500 mg; Hydergin 9 Amp.; Gantrisin 4 g	Diamox 500 mg; Hydergin 6 Amp.; Gantrisin 2 g	Hydergin 4 Amp.; Gantrisin 2 g	Diamox 100 mg; Hydergin 1 Amp.	Diamox 100 mg	
(Infusion)		53 mVal Na / 24 mVal K	53 mVal Na / 84 mVal K	53 mVal Na / 54 mVal K	107 mVal Na / 118 mVal K	107 mVal Na / 48 mVal K	107 mVal Na / 48 mVal K	107 mVal Na / 108 mVal K	89 mVal Na / 79 mVal K		30 mVal K	60 mVal K
RR	70/40	110/80	110/70	120/90	120/85	120/70	125/75	120/55	140/80	170/80	130/70	120/70
At.-Frequ.	25	16	16	16		16 24	28 24					
arterielles Blut — O_2-Sättigung %		96.0	81.0	96.0	97.5	96.0	95.5	96.5	93.8			
PO_2 mm Hg												
pH		7.47	7.5	7.53	7.41	7.445	7.44	7.405	7.39			
PCO_2		38.7	43.0	32.7	36.0	42.3	42.0	47.5	43.0			
Stand. Bicarb. mVal/l		27.5	27.0	28.5	23.0	26.5	27.0	25.7	24.4			
Basenübersch.												
O_2-Kapazit. Vol. %												
venöses Blut — Hgb. (art./ven.) g%	14.0	14.0	14.6	14.6	13.8							
Serum Na· mVal/l	139.0	145.0	145.0	142.0	142.0		151.0	142.0	147.0	145.0	136.0	143.0
K· mVal/l	3.7	3.0	3.6	3.9	4.8		4.4	3.8	3.9	4.1	3.8	3.8
Cl' mVal/l	102.0	108.0	105.0	104.0	106.0		107.0	109.0	108.0	104.0	103.0	106.0
Alkali-Reserve		23.6	24.0	24.6	16.7		17.0	17.0	18.2	16.4	17.1	22.2
Serum-Eiweiß g%		5.8	5.6	6.2	6.4		6.2	6.2	6.2	6.9	7.3	6.9
Rest-N mg%												
Hämatokrit												
Ery Mill/mm³												
Barb. Konz. mg%		26.1	22.7	21.4	18.9	19.8	18.9	15.6	6.6	9.8	10.9	6.3
Urin — Barb. Konz. mg%		75.6	1.2	0.8	0.75	0.53	0.08	4.5	0.9		0.6	
Na· mVal/l					154.0		100.0	59.8	36.8	178.0	91.0	
K· mVal/l					26.1		148.0	101.4	78.0	34.0	29.0	
Cl' mVal/l												

Abb. 1. Verlaufskurve einer 21jährigen Patientin mit Vergiftung durch 20 g Barbiturat. Die vor der Übernahme eingeleitete Behandlung mit Weckmitteln war erfolglos und wurde nicht fortgesetzt (6 Tage künstliche Beatmung insgesamt 10 Tage Bewußtlosigkeit). Völlige Erholung ohne Spätschäden

Tabelle 3

Name: *Wolfgang H.* ♂/*Alter: 20 J.* *Gew.: 73 kg* *Diagnose: Vergiftung* *Aspirations-Pneumonie*

1964 Datum:	17. 11.	17.	18.	19.	20.	21.	22.	23.	24.
Temp. rect. °C	37,6		38,4	38,3	38,5	38,7	38,3	38,0	37,5
Pulsfrequenz/min	100		120	100	100	105	90	95	90
RR mmHg	80/55		110/90	115/70	115/60	125/70	120/65	120/60	115/60
Hgb. g%			14,4			13,2		13,1	
Ery. mill./mm³			5,3			4,3		4,0	
Haematokrit %						33%		35%	
Serum Na· mVal/l			140	147		138		134	
K· mVal/l			4,1	4,0		3,9		4,1	
Cl′ mVal/l			94	107		95		100	
Serum-E. g%				7,6				6,8	
Rest-N. mg%				28				28	
Serum-Bilirubin mg%					6,2			13,6	
SGOT								148 E	
SGPT								170 E	
O₂-Sättigung %	89,0	96,0		96,8					
pO₂ mmHg	64,2	218,0		177,2					
pH	7,39	7,39		7,46					
pCO₂ mmHg	36,7	39,5		33,2					
Standard-Bicarbonat mVal/l	22,1	23,2		25,0					
Basen-Überschuß mVal/l	−2,2	−1,0		+1,5					
O₂-Kapazität Vol.-%	20,0	18,0		18,2					
Blut-Volumen	6,5								
Urin: Na· mVal/l								98	
K· mVal/l								41,4	
Cl′ mVal/l									
Tagesmenge ml/24 h			2500	2500	2000	2100	1900	1500	1700
spez. Gewicht			1028	1006	1013	1014	1017	1013	1013
Sondenverluste: ml/24 h									
Orale und Sondennahrung ml									
i.v. Flüssigkeitszufuhr: Blut ml									
Plasma, Serum ml	900		300						
Human-Albumin ml	50			50					
Koll. (Macrodex, Rheo) ml	2000								
Elektrolyt-Zuckerlösung ml	500		2000	2500	2000	2000	2000		
Fettemulsion ml									
Gesamt-Flüssigkeitszufuhr ml	3450		2300	2050	2500	2000	2000	2000	
Therapie:									
Penicillin mill. E.	5	5	5	10	20	20	20		
Künstl. Beatmung Engström		=	=	=		wach!			
O₂-Zufuhr									

(In der Spalte "17." über mehrere Zeilen senkrecht: Trachaeotomie)

beatmen wir nur, wenn Grund zur Annahme einer epi- oder subduralen Blutung besteht und der Chirurg zur sofortigen Trepanation entschlossen ist – und selbst in diesen Fällen haben wir nur Enttäuschungen erlebt.

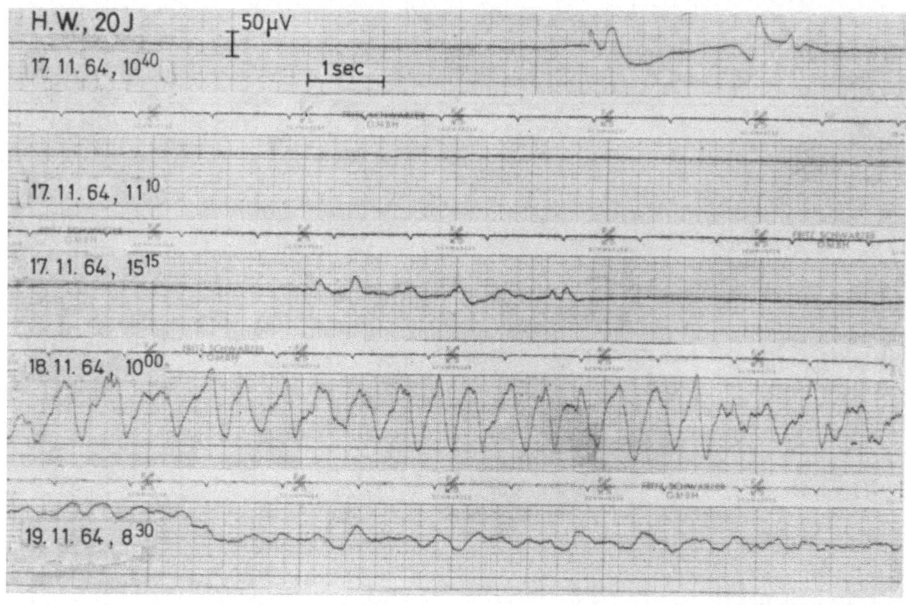

Abb. 2. EEG-Veränderungen in den ersten drei Tagen nach einer sehr schweren Schlafmittelvergiftung. Einige Stunden nach der Aufnahme ist die Kurve iso-elektrisch, bei völliger Atemlähmung und weiten, lichtstarren Pupillen. Unter künstlicher Beatmung völlige Erholung, keine bleibenden neurologischen oder psychischen Störungen

Tabelle 4. *B., Frieda, 46 J., 27. 6. 66, Vergiftung mit Unterkühlung (27,5 °C rect.)*

O_2-Sättigung	%	43,4
pO_2	mmHg	41,6
pH		7,05
pCO_2	mmHg	55,5
St. Bic.	mVal/l	11,2
Bas. Üb.	mVal/l	−22,0
Hgb.	g %	14,3

bei Engström-Beatmung mit 12 l/min. O_2
Tod im Lungenödem.

Einen 42jährigen Kollegen haben wir nach einem schweren Verkehrs-unfall mit gedecktem Schädel-Hirntrauma nicht wegen eines Atemstill-standes, sondern wegen einer hochgradigen motorischen Unruhe relaxiert, intubiert und über 5 Tage beatmet. Dies scheint uns eine gute Indikation zu sein; die medikamentöse „Sedierung" tobender Hirnverletzter und Alkoholiker (was oft gar nicht leicht zu unterscheiden ist!) ist nämlich riskant und endet häufig durch zentrale Atemdepression mit Hypoxie oder durch Aspiration tödlich. Die Relaxation und Beatmung verhindert zudem eine Hyperthermie.

Ein 4jähriges Mädchen, das in ein Auto gelaufen war und tief bewußtlos bei uns eingeliefert wurde, stellt einen Grenzfall dar. Als die Atmung periodisch wurde, entschlossen wir uns zur Respiratorbehandlung in der Vorstellung, durch optimalen Gaswechsel bessere Vorbedingungen für die Überwindung des Hirnödems und die Erholung der Ganglienzellen in der Randzone des Kontusionsherdes zu schaffen. Nach 13tägiger Beatmung war die Spontanatmung wieder normal, aber das Kind gelangte nicht mehr zu einer altersgemäßen geistigen Funktion und wird ein Pflegefall bleiben oder eines Tages an einer Sekundärkomplikation zugrunde gehen.

Offensichtlich haben die Erfolge der Reanimation bei den Schädel-Hirnverletzten bereits die Grenze des Sinnvollen und Wünschbaren überschritten, so daß wir die Indikation zur Beatmung eher enger stellen sollten.

In der Chirurgie der Hirntumoren mögen die Vorbedingungen etwas günstiger sein (vor allem bei einer prophylaktischen postoperativen Beatmung), doch fehlen uns z. Z. noch größere eigene Erfahrungen.

Beim *hypoxischen Cerebralschaden* nach einem Kreislaufstillstand ist die Prognose in der Regel völlig offen. Ein damals 4jähriger Junge erlitt vor 7 Jahren während einer urologischen Untersuchung einen Herzstillstand, wahrscheinlich infolge Halothan-Überdosierung. Zu dieser Zeit war die Zuverlässigkeit der äußeren Herzmassage noch nicht allgemein anerkannt, und da der Herzstillstand bei meinem Eintreffen schon einige Minuten bestanden haben mußte, habe ich thorakotomiert und interne Herzmassage ausgeführt. Das Herz schlug sehr bald wieder, aber der Junge hatte weite Pupillen und Krämpfe und mußte beatmet werden. Er hat sich dann rasch erholt und schaute am übernächsten Tag wieder sein Bilderbuch an, während im EEG auch nach einigen Wochen noch Krampfpotentiale nachweisbar waren. Äußerlich ist er jetzt ganz unauffällig; in der Schule blieb er zwar einmal sitzen, aber dieses Schicksal teilt er mit seinem Bruder, der keinen Herzstillstand erlitt. Insgesamt handelt es sich um einen Grenzfall, bei dem es trotz anfänglich schlechter Prognose noch zu völliger Erholung gekommen ist; zumindest liegt kein sicherer Beweis für einen Dauerschaden vor.

Demgegenüber hat sich eine 26jährige junge Mutter von einem Herzstillstand während einer auswärtigen Ileus-Operation zunächst erholt, indem die Pupillen rasch wieder eng wurden und Spontanatmung und Hustenreflex zurückkehrten; sie blieb dann aber bei einer cerebralen Leistung stehen, die gerade zur Nahrungsaufnahme, aber zu keiner Verständigung ausreichte, und ist 9 Monate später verstorben.

Eine weitere Patientin, die wir wegen eines Herzstillstandes nach einer Stellatumblockade übernommen haben, hat sich wiederum völlig erholt. – Der Versuch einer Reanimation durch Dauerbeatmung ist in derartigen Fällen stets berechtigt, da es unmöglich ist, den späteren Ausgang vorauszusehen.

2. Periphere Atemlähmungen

Die *Poliomyelitis* ist nach Einführung der Impfungen so selten geworden, daß wir uns nur gelegentlich mit den Überlebenden der letzten Epidemie befassen müssen, die – z. B. nach mehrjähriger Bettlägerigkeit – mit Nierenbeckensteinen in die Chirurgische Klinik gelangen. Hier ist im Anschluß an die Operation eine prophylaktische Beatmung angezeigt, auch wenn die Patienten sonst ohne Respirator auskommen.

Die traumatische Querschnittslähmung im Bereich des Halsmarks mit Tetraplegie und Ausfall der costalen Atmung stellt regelmäßig eine Indikation zur Tracheotomie und Beatmung dar, ist aber auf längere Sicht infaust.

Patienten mit einer Myasthenia gravis kommen meist anläßlich einer Thymektomie in den Wirkungsbereich des Anaesthesisten. Man sollte diese Patienten nach der Operation unter völligem Verzicht auf Cholinesterasehemmstoffe prophylaktisch beatmen und nach einer Woche vorsichtig austesten, ob der Patient noch Prostigmin oder ähnliche Medikamente benötigt, und in welcher Dosierung. Ein 17jähriges Mädchen wurde uns (bereits tracheotomiert und unter Dauerbeatmung) zur Operation überwiesen mit der sehr bestimmten Anweisung, daß die angegebene Prostigmin-Medikation auf jeden Fall eingehalten werden müsse. Nachdem wir uns in der einschlägigen Anaesthesieliteratur belesen hatten, haben wir alle Medikamente abgesetzt. Die Patientin war daraufhin schon vor der Operation in der Lage, ausreichend spontan zu atmen, und nach der Thymektomie hat sie weitere Fortschritte gemacht. Der Fall zeigt, daß Cholinesterasehemmstoffe bei einer Myasthenie äußerst vorsichtig dosiert werden müssen, anderenfalls die myasthenische Muskelschwäche in eine cholinergische Krise umschlägt.

3. Störungen der Atemmechanik

Die *Zertrümmerung des knöchernen Brustkorbes* ist eine häufige Verletzung des Autofahrers beim frontalen Zusammenstoß. Als Folge der Brustbein- und Rippenserienfrakturen oder eines Stückbruches der Thoraxwand kommt es zu paradoxer Atmung, zu alveolärer Hypoventilation und arterieller Hypoxie.

Das abgebrochene Steuerrad des Volkswagens zeigt, welche Gewalt auf den Thorax dieses Patienten eingewirkt hat. Der klinische Befund war demgegenüber nicht eindrucksvoll, so daß die Chirurgen zunächst mit einem fixierenden Verband auszukommen gedachten. Die arterielle Blutgasanalyse (Tab. 5) ergab allerdings gleich eine erhebliche Hypoxämie, die sich erfahrungsgemäß in den folgenden Tagen verstärkt, weil die Folgen der Lungenkontusion im Sinne der Blutung und der Exsudation noch zunehmen. Wir haben diesen an sich kräftigen und gesunden Mann dann *37 Tage* lang beatmen müssen, bis sein Brustkorb wieder die nötige Stabilität erreicht hatte.

Tabelle 5. *K., Josef, 32 Jahre, Sternumfraktur*

O_2-Sättigung	%	79,8
pO_2	mmHg	47,0
pH		7,43
pCO_2	mmHg	33,0
St. Bic.	mVal/l	22,8
Bas. Üb.	mVal/l	−1,3

arterielle Blutgase am Aufnahmetag,
bei noch geringen klinischen Symptomen.
Insgesamt 37 Tage Beatmung!

Die funktionellen Folgen derartiger Thoraxverletzungen werden anfangs häufig unterschätzt. Der Röntgenbefund täuscht: Einerseits können Rippenserienfrakturen mit deutlich sichtbarer Dislokation ohne schwere Funktionseinschränkung einhergehen, andererseits sieht man schwere Dyspnoe mit paradoxer Atmung und Hypoxämie, ohne daß in der Übersichtsaufnahme eine Rippenfraktur zu erkennen wäre. Wenn die Beatmung rechtzeitig eingeleitet wird, bevor es zu Sekretretention, Atelektase und Pneumonie gekommen ist, ist die Prognose günstig (sie wird allerdings nicht selten durch Begleitverletzungen und Fettembolie getrübt). Die Indikation zur Tracheotomie und Beatmung ist daher *großzügig* zu stellen.

Erst recht gilt dies für ältere Patienten, die durch emphysematöse Veränderungen der Lunge zusätzlich gefährdet sind. Ein 77jähriger Bauer wurde im Stall vom Pferd geschlagen und erlitt einen Stückbruch der

Tabelle 6. *R., Johann, 77 Jahre, Hufschlag li. Thorax, Brustwandstückbruch*

O_2-Sättigung	%	96,0
pO_2	mm Hg	91,2
pH		7,33
pCO_2	mm Hg	50,2
St. Bic.	mVal/l	23,2
Bas. Üb.	mVal/l	−0,8
Blut-Vol.	Liter	3,7

bei Spontanatmung mit 10 l/min O_2 über Maske relativ
gute Werte, aber bei diesem Alter
Indikation zu Tracheotomie und Beatmung.

linken Brustwand mit paradoxer Atmung. Er sah nicht einmal schwer krank aus, aber er hätte wohl kaum seinen Hof wiedergesehen, wenn wir ihn nicht tracheotomiert und 14 Tage lang beatmet hätten. Tab. 6 gibt die arteriellen Blutgase vor Beginn der Beatmung, aber unter O_2-Insufflation, wieder.

Tabelle 7. *Z. R., 43 Jahre, Thoraxkontusion*

O_2-Sättigung	%	60,0
pO_2	mmHg	23,8
pH		7,53
pCO_2	mmHg	27,9
St. Bic.	mVal/l	25,9
Bas. Üb.	mVal/l	+2,4

Zwei Tage nach Autounfall, bei Luftatmung,

Die nächste Blutgasanalyse stammt von einem 43jährigen Dozenten unserer Fakultät, zwei Tage nach einem Autounfall mit schwerer Thoraxkontusion. Es bestand eine sehr schwere arterielle Hypoxie, die bereits mit einer Bewußtseinstrübung einherging. Meines Erachtens hätte hier eine Indikation zur Intubation und Beatmung vorgelegen; im Sauerstoff-Zelt ist die arterielle Sättigung und Spannung besser, aber keineswegs normalisiert. Ich muß aber zugestehen, daß der Patient sich ohne Beatmung und ohne weitere Komplikationen völlig erholt hat (Tab. 7 und 8).

Tabelle 8. *Z. R., 43 Jahre, Thoraxkontusion*

O_2-Sättigung	%	79,5
pO_2	mmHg	47,6
pH		7,45
pCO_2	mmHg	42,0
St. Bic.	mVal/l	27,7
Bas. Üb.	mVal/l	+4,6

im Sauerstoffzelt

Bei der *angeborenen Zwerchfellhernie* ist die Lunge durch die hochgetretenen Baucheingeweide verdrängt. Nach Reposition und Verschluß der Zwerchfell-Lücke ist die Beweglichkeit des Diaphragmas infolge der Spannung im Bauchraum vermindert. Die thorakale Atmung spielt beim Neugeborenen noch eine untergeordnete Rolle, da die Rippen fast horizontal in Inspirationsstellung stehen. Hinzu kommt, daß die Lungen – und zwar nicht nur auf der Seite der Hernie! – in der Entwicklung zurückgeblieben sind. Postoperativ kommt es daher oft zur respiratorischen Insuffizienz. Ein 6 Tage altes Neugeborenes mit einer großen Zwerchfellhernie wurde nach dem chirurgischen Eingriff drei Tage lang über einen nasotrachealen Tubus mit dem Engström-Respirator beatmet; dann war die Spontanatmung ausreichend, der Säugling wurde in die Kinderklinik verlegt und hat sich seitdem gut entwickelt (Abb. 3 und 4).

4. Pulmonale Insuffizienz

Die wichtigste Rolle spielen in dieser Gruppe die Patienten mit chronischem Emphysem. Zur respiratorischen Insuffizienz kommt es nicht nur nach parenchymverkleinernden Eingriffen an der Lunge, sondern bereits nach Probethorakotomien und – woran oft nicht gedacht wird – nach Oberbaucheingriffen auf Grund einer reflektorischen Hemmung der Zwerchfellbewegungen.

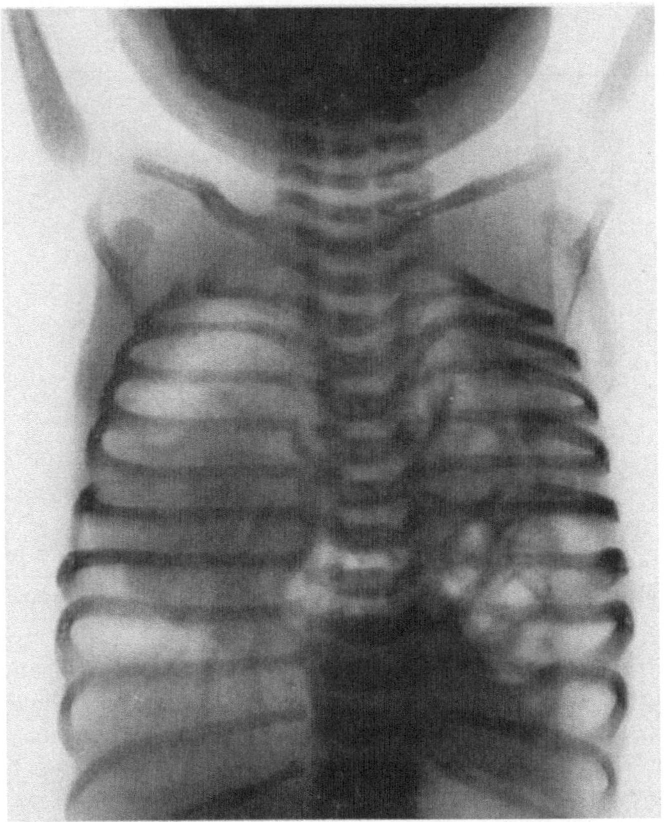

Abb. 3. Angeborene Zwerchfellhernie, 5 Tage alt, vor Operation

Dem *schweren Emphysematiker* sieht man sein Leiden oft an: Das vorzeitig gealterte Gesicht, der schlechte Turgor und die schmutzig-graue Farbe der Haut, die gestauten Halsvenen und die Umformung der Fingernägel und Endglieder bis zu Trommelschlegelfingern sind charakteristisch. Eine Lungenfunktionsprüfung läßt Art und Ausmaß der Veränderungen genauer erkennen und bewahrt vor postoperativen Überraschungen. Wenn die respiratorische Insuffizienz bei diesen Patienten manifest wird (und rasch ein kardiales Versagen hinzutritt), ist es oft schon zu spät; beatmet man sie aber prophylaktisch in unmittelbarem Anschluß an die Operation, so überstehen sie den Eingriff meist komplikationslos.

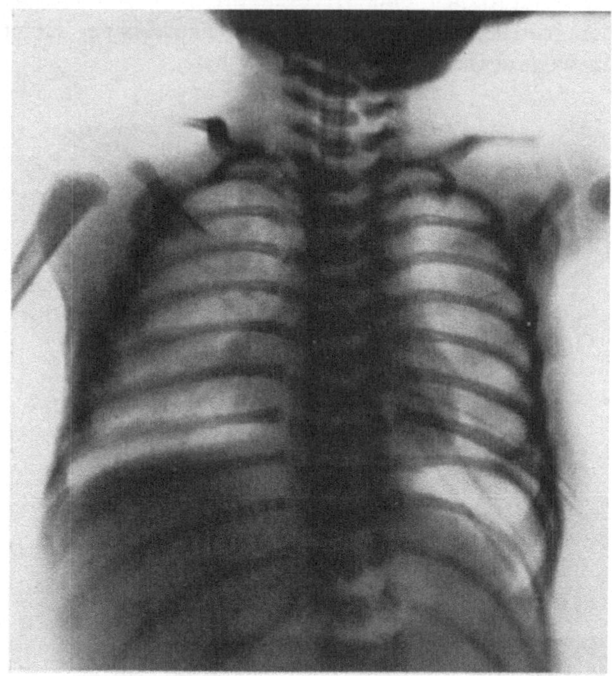

Abb. 4. Angeborene Zwerchfellhernie, 5 Tage alt, nach Operation

Bei einem erst 44 Jahre alten Patienten kam es nach Resektion eines Oesophagus-Carcinoms zu einer respiratorischen Insuffizienz mit schwerster arterieller Untersättigung. Zu dem uns bekannten Lungenemphysem trat eine Lungenembolie hinzu; ohne langdauernde Beatmung hätte der Patient diese Komplikation sicher nicht überlebt (Tab. 9).

Tabelle 9. *M., Josef, 44 Jahre, Oesophagus-Carcinom, Resektion*

O_2-Sättigung	%	52,5
pO_2	mmHg	46,0
pH		7,32
pCO_2	mmHg	44,5
St. Bic.	mVal/l	21,0
Bas. Üb.	mVal/l	—3,8

Postoperative Lungenembolie, Beatmung.

Der nächste, 42jährige Patient war wegen eines *Asthma bronchiale* bereits drei Wochen in stationärer Behandlung der Internisten. Trotz Therapie mit Cortison u. a. nahmen die Anfälle zu, und eines morgens wurde er im Status asthmaticus bewußtlos und tief cyanotisch. Der herbeigerufene Anaesthesist konnte ihn gerade noch intubieren, aber selbst nach kompletter Relaxation war es kaum möglich, Sauerstoff in die Lunge zu pressen. Die Blutgasanalyse zeigt, daß die Kohlensäurespannung bei

Tabelle 10. *G., Pol., 42 Jahre, Status asthmaticus*

O_2-Sättigung	%	95,0
pO_2	mmHg	129,0
pH		7,15
pCO_2	mmHg	75,0
St. Bic.	mVal/l	19,7
Bas. Üb.	mVal/l	$-5,4$

unter manueller Beatmung
mit Narkoseapparat und Sauerstoff!

Tabelle 11.

G., Pol., Asthma bronchiale, 3. Behandlungstag, mit Respirator und Sauerstoff beatmet

O_2-Sättigung	%	97,0
pO_2	mmHg	93,5
pH		7,43
pCO_2	mmHg	28,2
Bas. Üb.	mVal/l	$+5,0$

Tabelle 12. *G., Pol., Asthma am 5. Tag nach Aufnahme, tracheotomiert*

O_2-Sättigung	%	69
pO_2	mmHg	39,4
pH		7,43
pCO_2	mmHg	41,9
St. Bic.	mVal/l	26,5
Bas. Üb.	mVal/l	$+3,0$

Spontanatmung (Luft)

manueller Beatmung nicht unter 70 mm absank, und bei der anschließenden Engström-Beatmung mußten Drücke zwischen 60 und 80 cm H_2O aufgewendet werden, um überhaupt eine Ventilation zustande zu bringen. Nach Instillation tryptischer Fermente konnten wir zähes Sekret mit kleinen festen Pfröpfen absaugen. Erst am dritten Tag zeigt die Blutgasanalyse ein normales bzw. subnormales pCO_2 und am fünften Tag war wieder eine ausreichende Spontanatmung möglich, allerdings bei noch stark erniedrigter Sauerstoffsättigung. Der Patient konnte jedoch bald darauf zu einer Nachkur verlegt werden.

Wir verlassen hiermit die eigentlichen Indikationen, bei denen die künstliche Beatmung zwar nicht die *Ursache*, aber die *Auswirkung* einer bedrohlichen Ateminsuffizienz durch eine Verbesserung des alveolären Gasaustausches behebt. – Bei der nächsten Gruppe, den

5. Patienten mit Herz- und Kreislaufinsuffizienz,

macht man in der Regel von der Sauerstoffinsufflation Gebrauch, und man darf sich darüber hinaus von der maschinellen Beatmung keine entscheidende Wendung des Zustandes, sondern nur eine Unterstützung des Organismus erwarten, die allerdings in Grenzfällen das Schicksal zugunsten des Patienten beeinflussen kann.

Es ist daran zu denken, daß die *Atemarbeit* bei jeder Form von Dyspnoe stark zunimmt. Da sie bei Patienten mit kardialer Insuffizienz bis zu 50% des Gesamtumsatzes ausmachen kann, wird der Sauerstoffbedarf durch künstliche Beatmung, notfalls unter kompletter Relaxation, auf fast die Hälfte herabgesetzt. Die venöse Sauerstoffsättigung wird ansteigen, die vorher erhöhte Katecholaminproduktion wieder abnehmen, die Wärmeabgabe wird bei gleichzeitig verminderter Wärmeproduktion besser, so daß dem Fieber ebenso entgegengewirkt wird wie einer Acidose. Durch die Beatmung kann ein Circulus vitiosus durchbrochen und eine Reihe günstiger Sekundärwirkungen erzielt werden, so daß der Organismus Zeit gewinnt, um eine kritische Phase zu überwinden.

Auf Grund dieser Überlegungen wird die künstliche Beatmung in sehr unterschiedlichen Situationen mit manchmal erstaunlichem Erfolg eingesetzt – vor allem dann, wenn unterschwellig ein respiratorisches Problem beteiligt war, etwa ein Praeödem der Lunge.

Nach Herzoperationen hat sich bei gefährdeten Patienten, vor allem bei solchen mit pulmonaler Hypertension, eine prophylaktische Beatmung über den Endotrachealtubus für einige Stunden oder Tage bewährt; auch nach schwersten Unfällen mit Schock und fraglicher Fettembolie ist eine Dauerbeatmung oft lebensrettend. – Eine 35jährige Patientin wurde nach einem Autounfall anämisch in die Klinik gebracht. Als sie sich unter Bluttransfusionen nicht erholte, stellte man einen Hämatothorax fest und operierte sie unter der Diagnose einer massiven inneren Blutung. Als man den Thorax leer gesaugt hatte, fand man einen 2 cm langen Einriß im Vorhof. Bei der Naht kam es zum Herzstillstand, und nach Herzmassage zum Kammerflimmern. Nachdem auch dieses durch Defibrillation beseitigt, der Kreislauf wieder aufgefüllt und der Thorax verschlossen war, wurde die Patientin tracheotomiert und beatmet (Tab. 13). Eine Stunde später mußte sie wegen einer Nachblutung aus einem Intercostalgefäß rethorakotomiert werden, und etwa eine Woche später wäre sie fast zum drittenmal verblutet, als man bei einer Pleurapunktion die Leber getroffen und ein arterielles Gefäß verletzt hatte. Sie überstand, immer noch unter Dauerbeatmung, auch die Laparotomie, hat die Transfusion von 28 (!) Blutkonserven ohne sichtbaren Schaden ertragen und konnte schließlich völlig geheilt die Klinik verlassen.

Tabelle 13. *Sch., Ch., 35 Jahre, Contusio cerebri, Herzruptur*

O_2-Sättigung	%	95,0
pO_2	mmHg	220,0
pH		7,37
pCO_2	mmHg	21,0
St. Bic.	mVal/l	12,0
Bas. Üb.	mVal/l	—14,5
Blut-Vol.	Liter	4,2

Nach der ersten Thorakotomie
(mit Herzstillstand und Defibrillation)

6. Stoffwechselentgleisungen

Hier gilt erst recht, daß die Beatmung keine kausale Therapie, sondern nur ein Adjuvans darstellen kann. Allerdings bleiben Lungenkomplikationen bei längerem Bestehen eines comatösen Zustandes selten aus, so daß die Beatmung mit der Möglichkeit regelmäßiger Bronchialtoilette wesentlich zur Wiederherstellung beitragen kann. Es ist bei diesen Fällen besonders darauf zu achten, daß die Beatmung sinnvoll mit der metabolischen Korrektur des Säure-Basenhaushaltes kombiniert wird.

Bei einer 45 jährigen Patientin kam es im 8. Monat ihrer neunten Gravidität zu einer schweren Entgleisung des schon länger bekannten Diabetes mellitus. In der Medizinischen Universitäts-Klinik Freiburg gelang es zwar, den Zuckerhaushalt zu kontrollieren; inzwischen hatte die Patientin aber eine schwere Bronchopneumonie und war mit über 41° C Fieber und peripherer Cyanose comatös und moribund. Wahrscheinlich hatte sie außerdem ein Lungen-Emphysem, denn die Atmung blieb auch nach Beherrschung des dramatischen Zustandes insuffizient und die Patientin mußte insgesamt 5 Wochen lang beatmet werden; sie konnte schließlich aber mit gut eingestelltem Diabetes zu ihrer vielköpfigen Familie zurückkehren.

Beim Coma urämicum und hepaticum sind die Aussichten schlechter, aber auch hier stellt die Beatmung oft eine notwendige Voraussetzung und einen Zeitgewinn für weitere Maßnahmen dar.

7. Krampfzustände

Man denkt hierbei mit Recht zunächst an den Tetanus, doch stellt jeder bedrohliche und mit den üblichen Medikamenten nicht zu beherrschende generalisierte Krampfzustand eine eindeutige und meist dankbare Indikation zur Relaxation und Beatmung dar; eine uferlose Gabe von sedierenden

Mitteln ist äußerst gefährlich und führt durch Atemdepression, Aspiration und Hypoxie leicht zum Tode.

Eine 41jährige Patientin wurde mit schwersten tonisch-klonischen Krämpfen, Cyanose und einer Hyperthermie von 41,3° C unter der Diagnose einer *Chorea major* von der Nervenklinik überwiesen. Der Fall zeigt sehr deutlich, daß generalisierte Krämpfe nicht nur über eine Erstickung, sondern auch durch Hyperthermie lebensgefährlich werden. Unter kompletter Relaxation und Beatmung wurde die Patientin gekühlt, und nach drei Tagen konnten wir sie ohne Fieber und Krämpfe zurückverlegen.

Ähnlich günstige Erfahrungen machten wir bei einer Patientin mit einer schwersten *Eklampsie* und bei einem *Alkoholdelirium*. Auch bei den kaum zu beeinflussenden motorischen Erregungszuständen infolge einer *akuten Alkoholvergiftung* ist die Relaxation und Beatmung sicherer als eine medikamentöse „Sedierung", die sich nur allzu leicht mit der Alkoholnarkose zu einem tödlichen Coma summiert! Im Sektionsgut des hiesigen Gerichtsmedizinischen Instituts sind derartige Fälle häufiger vertreten als tödliche Narkosekomplikationen.

An dieser Stelle sind auch einige andere, mit Krämpfen einhergehende Vergiftungen zu erwähnen.

Ein 59jähriger Patient wurde in einer Zwangsjacke eingeliefert (die ich bei dieser Gelegenheit erstmalig gesehen habe!) – um sich schlagend, cyanotisch und mit Schaum vor dem Munde. Er wies am ganzen Körper Hämatome und Verletzungen auf, die er sich in seiner Erregung selbst zugezogen hatte. Der Puls war verlangsamt. Es wurde berichtet, er habe in suicidaler Absicht eine Flasche eines Insektenvertilgungsmittels (*Lindan* enthaltend, aus der DDT-Gruppe; kein E 605) getrunken. Auch dieser Patient wurde komplett relaxiert und beatmet. Die Ausscheidung des Mittels dauert lange, so daß es noch nach Tagen zu Krämpfen kam; nach 10 Tagen konnte er zur Weiterbehandlung in die Medizinische Universitäts-Klinik und von dort aus zur Behandlung seiner Depression in eine psychiatrische Heilanstalt verlegt werden.

Eine 20jährige, in einer Tuberkuloseheilstätte tätige Krankenschwester wurde nach suicidaler Einnahme von ca. 200 Tabletten *Rimifon*® (ca. 10 g) schwer krampfend eingeliefert. Die Dosis ist an sich tödlich; im Blut fanden sich 114 mg%, im Urin 150 mg% INH (Bestimmung im Gerichtsmedizinischen Institut der Universität Freiburg [Dir. Prof. Weyrich] durch Herrn Doz. Dr. Hauck). Die Patientin wurde zwei Tage relaxiert und beatmet und hat sich völlig erholt.

Ähnlich verlief eine zweite, leichtere INH-Vergiftung (mit ca. 50 Tabletten Rimifon). Ganz lehrreich ist der Irrweg dieser Patientin: Die Fahrer der DRK-Bereitschaft luden sie vor der Chirurgischen Poliklinik aus, weil sie gewohnt sind, daß akute Vergiftungen in der dortigen Anaesthesieabteilung behandelt werden. Die Poliklinik schickte die Patientin aber weiter in die

Medizinische Klinik, weil sie bei Bewußtsein war, und diese überwies sie (wegen der Suicidgefahr) weiter in die Psychiatrische Klinik. Hier bekam sie dann schwere Krampfanfälle, worauf sie schleunigst zur Beatmungsstation des Anaesthesie-Instituts zurückverlegt wurde.

Während derartige Intoxikationen relativ selten sind, stellen die Patienten mit schwerem *Wundstarrkrampf* einen wichtigen und vielleicht den schwierigsten Teil der Langzeitbeatmungsfälle.

Wir teilen nicht den Pessimismus, der aus verschiedenen Publikationen der letzten Jahre über die Behandlung des Tetanus hervorgeht. Zweifellos ist die Therapie des Wundstarrkrampfes nach wie vor symptomatisch, und man hat sogar den Eindruck, daß der Tetanus in den letzten Jahren schwerer verläuft. Berücksichtigt man aber das *Alter* der Patienten, so ist – wenigstens in unserem Krankengut – der Fortschritt nicht zu verkennen.

In den vergangenen 10 Monaten des Jahres 1966 hatten wir 15 Fälle von Tetanus. Zwei verliefen leicht (Stadium I). Zwei weitere mußten tracheotomiert werden und hatten generalisierte Krämpfe, die aber durch Barbiturate und Teilrelaxation unter Kontrolle gehalten werden konnten; wir halten dies (unter ständiger Kontrolle der Blutgase) für vertretbar und insofern für vorteilhaft, als der Patient abhusten kann und deshalb vielleicht weniger durch Lungenkomplikationen gefährdet ist (Tab. 14).

Tabelle 14. *K., Heinz, 36 J., Tetanus. 28. 10. 66*

O_2-Sättigung	%	93,0
pO_2	mmHg	75,4
pH		7,44
pCO_2	mmHg	45,5
St. Bic.	mVal/l	28,5
Bas. Üb.	mVal/l	+5,6

6. Tag nach Aufnahme.
Sedierung und Teilrelaxation mit insgesamt
5,5 mg Imbretil ⎫
5 Tabl. Dormopan ⎬ pro Tag
40 mg Valium ⎭
Spontanatmung.

Von den 11 beatmeten Tetanuspatienten sind 5 gestorben. Der Prozentsatz erscheint hoch; einer dieser Patienten war aber über 80, drei waren über 70 Jahre alt, und der einzige Verstorbene unter 70 Jahren, ein 58 jähriger Mann, ist an einem Stressulcus verblutet – eine Komplikation, die auch bei anderen Krankheitsbildern vorkommt.

Wir haben bisher drei über 70 jährige Patientinnen, die wochenlang beatmet werden mußten, von ihrem schweren Tetanus heilen können. Unsere älteste Patientin war 77 Jahre alt und wurde 43 Tage lang beatmet; sie hilft heute wieder im Haushalt, ist allerdings Kanülenträgerin geblieben.

Eine unserer jüngsten Patientinnen war ein 2jähriges Mädchen, das 31 Tage lang beatmet wurde.

Gerade bei Kindern macht das Decanulement nach wochenlanger Beatmung oft Schwierigkeiten, weil es durch Eindellung der vorderen Trachealwand, durch Granulationen oder Narbenschrumpfung leicht zu einer Stenose kommt. Bei Kleinkindern versuchen wir (ebenso wie bei leichten

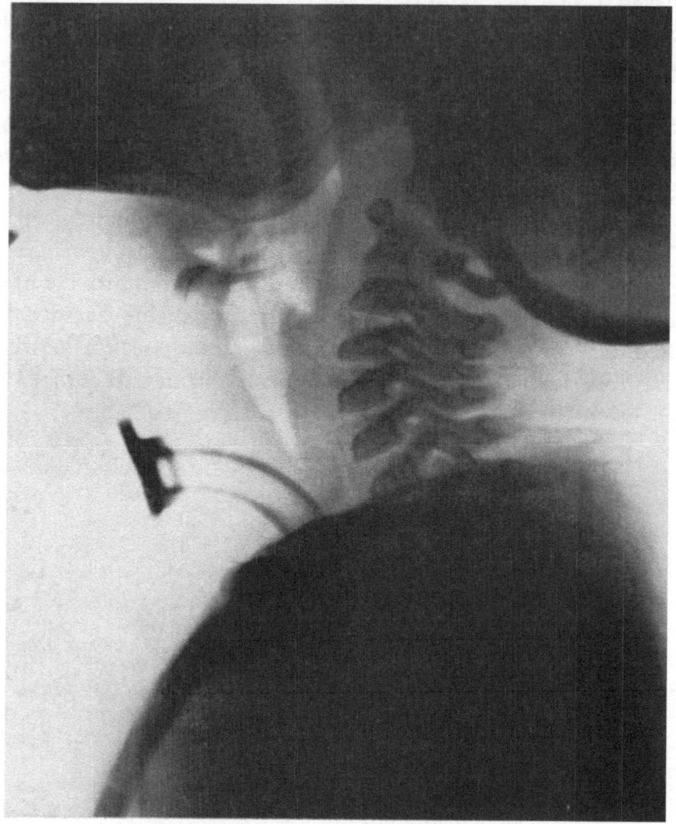

Abb. 5. Trachealstenose oberhalb der Kanüle bei einem 2 ½jährigen Kind nach 4 Wochen langer Dauerbeatmung wegen schwerem Tetanus

Fällen mit voraussichtlich kurzer Beatmungsdauer, aber auch bei infausten Zuständen) die Tracheotomie zu umgehen und scheuen uns nicht, den Tubus bis zu 5 Tagen liegen zu lassen.

Bei dem $2^1/_2$ jährigen Mädchen kam es zu einer Trachealstenose, die durch eine sorgfältige längere Nachbehandlung in der HNO-Klinik nicht beseitigt werden konnte. Schließlich habe ich die Kanüle entfernt und in Narkose ein Stück eines Plastiktubus als Endoprothese in die engste Stelle der Trachea eingeführt und dort fixiert. Nach einer Woche konnten wir die Prothese entfernen und das Kind atmet seitdem frei (Abb. 5–7).

Der zweite Fall, bei dem wir diese Methode angewandt haben, war eine 72jährige Patientin, die nach einem Unfall 24 Tage lang beatmet werden mußte und eine Trachealstenose behalten hatte. Die Photographie zeigt den

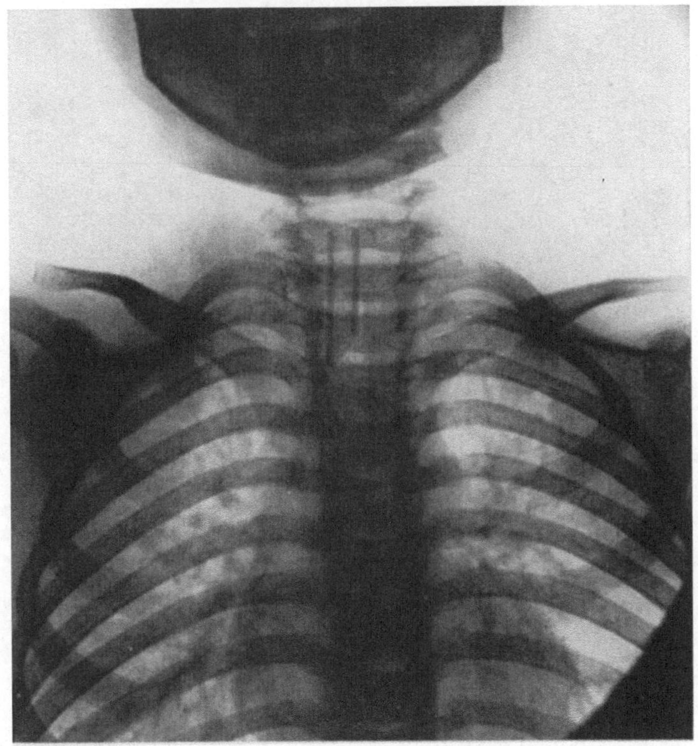

Abb. 6. Dilatation der Stenose durch eine endotracheal eingeführte Prothese

Sitz der Prothese in der Trachea, wobei der fixierende Faden zu erkennen ist (Abb. 8). Der dritte Fall, eine 73jährige Patientin, die einen sehr schweren Tetanus unter wochenlanger Beatmung überstanden hatte, war ein Mißerfolg. Als wir die Prothese nach einer Woche entfernten, kam es erneut zur Stenose, so daß wir sie wieder einführen mußten. Sechs Tage später ereignete sich eine massive Blutung in der Trachea, an der die Patientin verstarb.

Vom 1. 1. bis 31. 10. 66 haben wir insgesamt 135 Patienten beatmet, wobei die Mortalität 55% betrug. Nur bei wenigen Patienten handelte es sich um eine kurzfristige prophylaktische Beatmung von 24 Stunden oder kürzer; die *durchschnittliche Beatmungsdauer* betrug 6,4 Tage. Knapp die Hälfte der Patienten wurde tracheotomiert.

4*

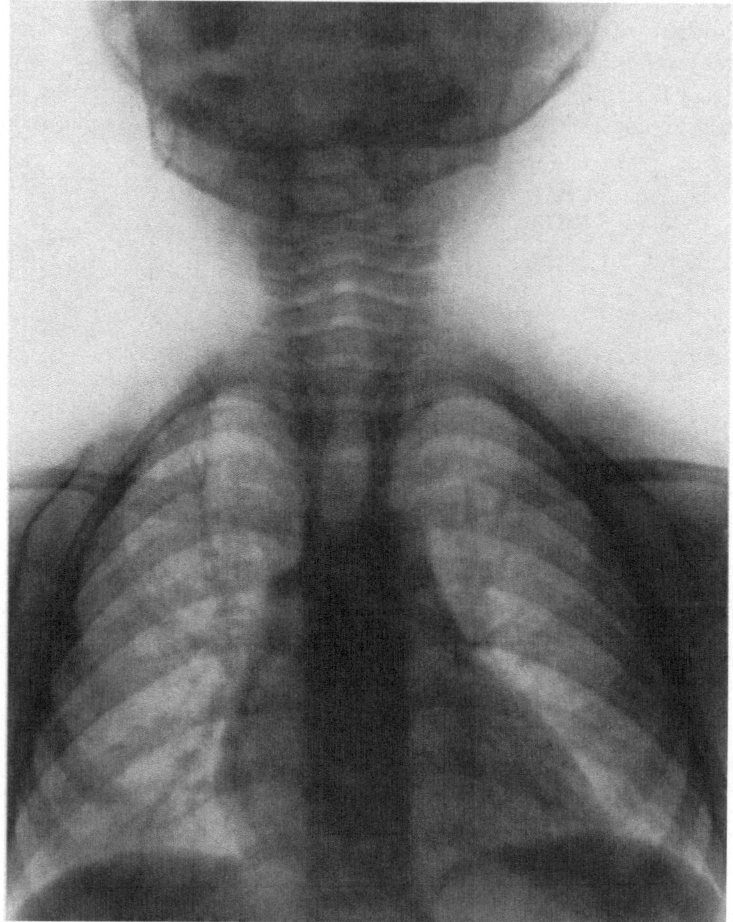

Abb. 7. Röntgenaufnahme der Trachea nach Entfernung der Prothese nach einer Woche

In der letzten graphischen Darstellung ist die Zunahme der Beatmungsfälle in den letzten Jahren dargestellt; die einzelnen Säulen bedeuten

1. postoperative (prophylaktische) Beatmung,
2. chirurgische Komplikationen,
3. Thorax-Verletzungen,
4. Schädel-Hirn-Traumen und andere Unfälle,
5. Tetanus,
6. Vergiftungen,
7. Wiederbelebungsfälle und interne Indikationen,

wobei die Gruppe 1 erst seit 1966, und die Gruppe 7 ab 1965 gesondert aufgeführt wurde. – In der Gesamtübersicht (in der rechten Seite der Abbildung) wurde ein auf die Hälfte reduzierter Maßstab verwendet (Abb. 7).

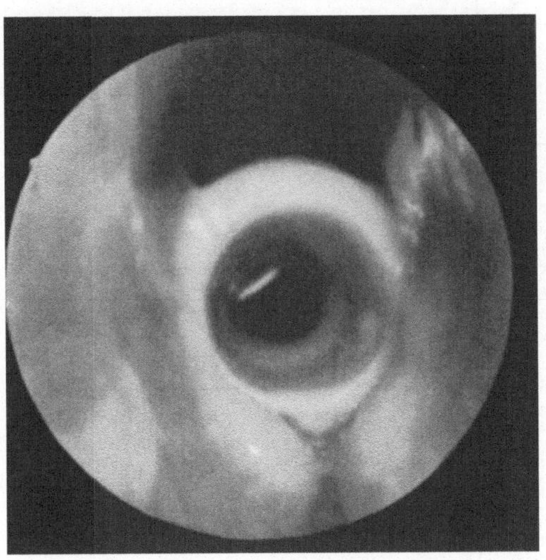

Abb. 8. Prothese (Stück eines Plastiktubus) zur Dilatation einer Trachealstenose in die Trachea eingeführt und durch einen Faden fixiert

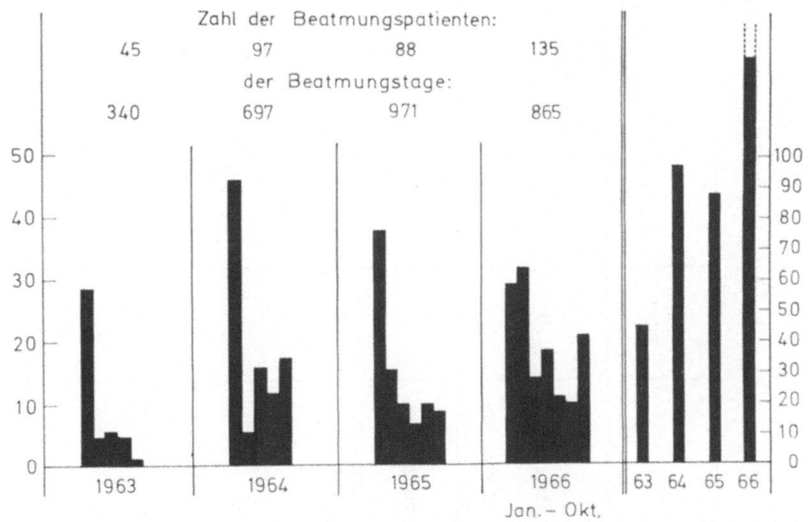

Abb. 9. Anzahl der Dauerberatungsfälle; siehe Text

Es ist vorauszusehen, daß die Indikationen zur Dauerbeatmung in den nächsten Jahren noch weiter zunehmen werden. Zweifellos besteht dabei

Tabelle 15. *Beatmungsfälle 1.1.–31.10.1966*

Indikationen	Tracheo-tomien	Überlebt			Verstorben			Summe		
		Anzahl	Beatmung Tage	⌀ Beatmung Dauer	%	Anzahl	Beatmung Tage	Anzahl	Beatmung Tage	⌀ Beatmung Dauer
Postoperative prophylakt. Beatmung	9	15	58	3,4	48	14	55	29	113	3,9
Chirurg. Komplikationen mit Atmungsinsuffizienz	21	8	69	8,6	75	24	188	32	257	8,0
Thorax-Verletzungen	6	11	72	6,5	21	3	6	14	78	5,6
Schädel-Hirn-Traumen und sonstige Unfälle	11	7	78	11,0	61	11	43	18	121	6,7
Tetanus	11	6	157	26	45	5	52	11	209	19,0
Vergiftungen (bei 62 nicht Beatmeten!)	—	8	12	1,5	20	2	2	10	14	1,4
Sonstige Wiederbelebungs-fälle und interne Indikationen	7	5	17	3,5	76	16	56	21	73	3,5
Zusammen	65＝48 %	60	463	7,7	55	75	402	135	865	6,4

die Gefahr, daß jeder Patient, bevor er sich zu sterben anschickt, der Anaesthesieabteilung zur Beatmung überwiesen wird. Manche Akzente werden daher verschoben werden müssen. Bei den Schädel-Hirnverletzungen und den postoperativen Komplikationen wird man sich stärker zurückhalten zugunsten einer häufigeren *prophylaktischen* Beatmung, da es offensichtlich erfolgreicher ist, respiratorische Komplikationen zu verhüten als bereits eingetretene zu behandeln.

Im Einzelfall muß man das Alter und den Allgemeinzustand, den mutmaßlichen Funktionszustand von Lunge und Herz, den Röntgenbefund der Lunge, sowie Art und Prognose des Grundleidens berücksichtigen, wenn man an Hand der arteriellen Blutgasanalysen die Indikation zur Beatmung abwägt. Dabei ist stets auch der Säure-Basenhaushalt zu berücksichtigen, wie man auch umgekehrt die metabolischen Abweichungen nicht ohne Kenntnis des Gaswechsels deuten kann.

Mit der Übernahme der chronischen Reanimation und der Langzeitbeatmung hat sich der Anaesthesist zu einem Kliniker mit einem großen eigenen stationären Krankengut entwickelt. In Freiburg wurde dies durch Gründung eines den Kliniken gleichgestellten Instituts für Anaesthesiologie mit eigener Bettenstation anerkannt. Diese Entwicklung ist sogar für viele Anaesthesisten überraschend und wird von dem einen oder anderen Kollegen vielleicht nicht gern gesehen, weil er einen Einbruch in sein Fachgebiet befürchtet; sie ist aber zwangsläufig – allein deswegen, weil sie dem Patienten dient. Die ärztlichen und pflegerischen Anforderungen einer derartigen Beatmungsstation sind sehr hart, aber dankbar, wenn man sich der vielen Patienten erinnert, die nicht nur überleben, sondern wieder gesund und leistungsfähig wurden!

Summary

The classical as well as the expanded and often problematic indications for longtime ventilation are illustrated by concrete examples.

According to the primary indications the justification for artificial ventilation and the duration of ventilation are demonstrated. Classified as to pathophysiological aspects the true indications are central and peripheral paralysis of respiration, disturbances of the mechanics of respiration and pulmonary insufficiency followed by other primary indications as cardiac and circulatory insufficiency, metabolic disturbances and convulsive disorders. It is commented on whether the patient has to be ventilated through an orotracheal, a nasotracheal tube using a muscle relaxant, or whether he has to be tracheostomized. Chances of a successful reanimation are mentioned, as well as its bounds.

It can be expected that the indications for artificial ventilation will increase further.

Vergleichende Betrachtungen von Beatmungsgeräten

Von **H. Bergmann**

Aus dem Institut für Anaesthesiologie des Allg. öffentl. Krankenhauses der Stadt Linz/D. (Vorstand: Prim. Doz. Dr. H. BERGMANN)

Keine Langzeitbeatmung ohne Respiratoren! Keine Respiratoren ohne profunde Kenntnisse ihrer Funktion! Keine Funktionsanalyse ohne Wissen um die damit möglich werdenden Beatmungsformen und deren Auswirkungen auf die gesunde und kranke Lunge!

Diese Grundsätze wollen wir unseren nun folgenden Betrachtungen voranstellen und den Endzweck unserer Ausführungen vor allem darin sehen, das zur Frage stehende Thema der Langzeitbeatmung abzurunden und Grundlagen zur nachfolgenden Diskussion zu schaffen. Damit sind wir aber auch verpflichtet, zunächst einige allgemeine Bemerkungen über Respiratoren vorwegzunehmen.

A. Allgemeine Vorbemerkungen

1. Aufgaben eines Respirators

Die Aufgaben eines Respirators lassen sich in vier Arbeitstakte gliedern (Tab. 1): in die Inspiration, also die Einblasung eines bestimmten Gasvolumens in die Lunge, in den Umschaltvorgang von der In- zur Exspiration, welcher bekanntlich zeit-, volumen-, druck- und flowgesteuert sein kann, in die passiv oder bei aktivem Sog erfolgende Exspirationsphase und in die Umschaltung von der Ex- zur Inspiration, welche nach den gleichen Prinzipien wie der Übergang von der Ein- zur Ausatmung arbeitet.

Tabelle 1. Aufgaben eines Respirators

1. Inspiration
   Einblasen des Gasgemisches
2. Umschaltung
   Inspiration – Exspiration
   (zeit-, volumen-, druck- und flowgesteuert)
3. Exspiration
   (passiv – aktiver Sog)
4. Umschaltung
   Exspiration – Inspiration

Die vor allem bedeutsame Einatmungsphase verfolgt naturgemäß den Zweck, ein den Bedürfnissen des jeweiligen Patienten entsprechendes Gasvolumen in einer gewissen Zeit, unter gewissen Druckbedingungen und mit einer gewissen Strömungsgeschwindigkeit und Verlaufsform des Gasstromes zuzuführen. Dabei soll nicht nur dem Normalfall Genüge getan werden, sondern muß vor allem bei der Langzeitbeatmung auch bei pathologischer Lungenfunktion der Gasaustausch sichergestellt und müssen die kardiozirkulatorischen Konsequenzen der Beatmung auf ein Minimum reduziert werden. Es liegt auf der Hand, daß die Art und Weise, wie die Inspiration vom Apparat gehandhabt wird und die jeweils vorliegenden Umschaltmechanismen bestimmend für die Funktion der einzelnen Respiratoren sein werden.

2. Einteilungsprinzipien für Respiratoren

Je nach Konstruktion des Respirators werden von den bestimmenden Kriterien der Einatmungsphase (Flow, Munddruck, Alveolardruck, Volumen) entweder der Druck im Mundbereich (= *Druckgenerator*) oder die Art des Gasstromes (= *Stromgenerator*) von der Maschine unveränderbar geliefert. Die jeweilig anderen Faktoren hängen dann weitgehend von den pulmonalen Gegebenheiten des Einzelfalles, vor allem von den Widerständen in den Luftwegen und von der Compliance ab. Die sehr schematisierten Kurven nach MAPLESON [12] (Abb. 1) mögen das verschiedene Verhalten der einzelnen Kriterien in Erinnerung rufen.

a) Druckgenerator mit konstantem Druck. Als Beispiele für Druckgeneratoren mit konstantem Druck seien der Barnet-Ventilator und der Dräger-Assistor 640 genannt. Funktionsanalytisch liegt am Beginn der Einatmung hier eine hohe Druckdifferenz zwischen Apparat und Alveolen und demzufolge auch eine hohe Anfangsgeschwindigkeit des Gasstromes vor. Rascher Anstieg von Volumen und Alveolardruck sind die Folge. Damit kommt es aber auch zum ebenso raschen Abfall der Druckdifferenz über den Luftwegen und damit des Flows und zur Verringerung der Volums- und Alveolardruckzunahme. Schließlich wird der Druck in den Alveolen gleich dem Generatordruck, der Gasstrom sistiert, das Atemvolumen ist erreicht, die Inspiration beendet.

b) Stromgenerator mit konstanter Strömungsgeschwindigkeit. Als Beispiel für einen Stromgenerator mit konstanter Strömungsgeschwindigkeit möchten wir den bisher verfügbaren Dräger-Spiromaten anführen. Es kommt hier am Beginn der Inspiration zum plötzlichen Anstieg des Flows auf seinen dem jeweiligen Apparat entsprechenden Wert, der während der ganzen Einatmungsphase unverändert beibehalten wird. Ein gleichmäßiger Volumsanstieg und ein bei konstanter Compliance gleichmäßiger Anstieg des Alveolardruckes sind die Folge. Es liegt eine gleichbleibende Druckdifferenz über den Luftwegen vor, der Munddruck entspricht der Summe aus dieser Differenz und dem ansteigenden Alveolardruck.

c) Stromgenerator mit sinusförmigem Strömungsverlauf. Als Stromgenerator mit sinusförmigem, allmählich zunehmendem und dann wieder abnehmendem Strömungsverlauf kennen wir schließlich den Engström-Respirator. Dem Flow entsprechend verhalten sich Volums- und Alveolardruckzunahme S-förmig, der Munddruck läßt sich wieder als Summe aus Alveolardruck und Druckdifferenz über den Luftwegen darstellen und erreicht seinen Gipfelwert kurz vor dem Ende der Inspiration.

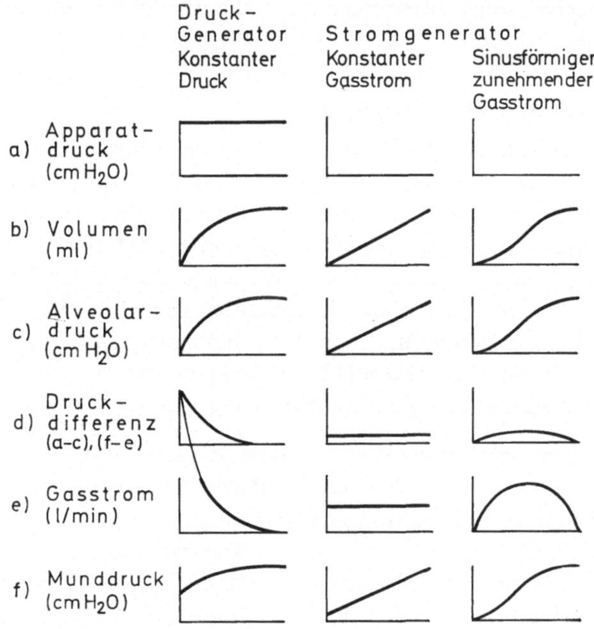

Abb. 1. Verlaufsformen der Einatmungsphase (nach Mapleson)

Dieser eben geschilderten Einteilung nach Mapleson [12] steht die Norlandersche Nomenklatur (Engström und Norlander [8], Norlander und Engström [14], Norlander [13]) gegenüber, die von Generatoren mit konstantem Druck, bei denen der Gasstrom unverstellbar oder verstellbar sein kann und von Generatoren mit ansteigendem Druck mit direkter oder indirekter Wirkung auf das Patientenkreissystem spricht. In die bisher verfügbaren Möglichkeiten der Funktionsanalyse wird der Begriff der *Kraft* eines Respirators, worunter man das Produkt aus Druck × Flow versteht, neu hineingebracht und diesem Kriterium eine besondere Bedeutung beigemessen.

3. Beatmung unter pathologischen Bedingungen

a) Veränderung von Beatmungskriterien bei pathologischer Lungenfunktion. Daß die eben geschilderten Einteilungsversuche nicht nur theoretischen Wert besitzen, soll an Hand einiger weiterer Hinweise, die sich mit den je nach Generatortyp verschiedenen Änderungen der Beatmungskriterien bei pathologischer Lungenfunktion beschäftigen, erläutert werden. Der Begriff der *Zeitkonstanten* als Produkt aus Compliance × Luftwegswiderstand spielt hierbei eine nicht unwesentliche Rolle. Man versteht definitions-

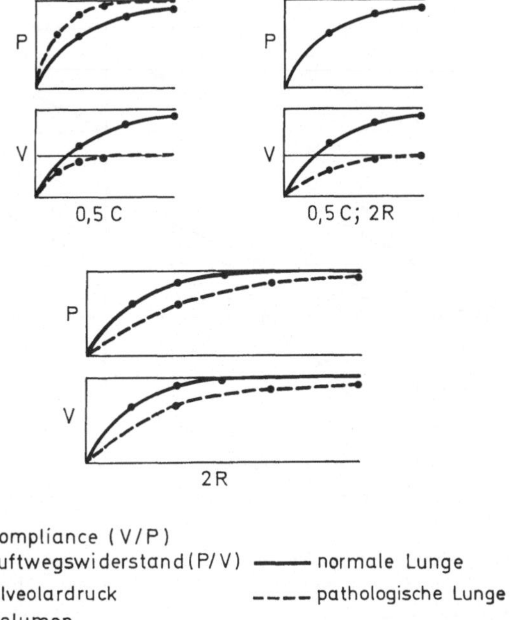

Abb. 2. Veränderung von Beatmungskriterien unter pathologischen Bedingungen (Druckgenerator, konstanter Druck) (nach MAPLESON)

gemäß darunter diejenige Zeit, in der die Lunge bei Beibehaltung der am Beginn der Einatmung vorhandenen Strömungsgeschwindigkeit vollständig gebläht werden könnte.

Im Falle eines konstanten *Druckgenerators* (Abb. 2) vermindern sich bei herabgesetzter Compliance (0,5 C) die Beatmungsvolumina, die verkleinerte Zeitkonstante bewirkt jedoch einen etwas rascheren Druckausgleich. Erhöht sich der Luftwegswiderstand (2R), so werden letztlich sowohl Beatmungsvolumen als auch Alveolardruck normale Werte erreichen, infolge der erhöhten Zeitkonstanten dazu jedoch entsprechend länger brauchen. Bei einem zeitgesteuerten, den pathologischen Verhältnissen nicht angepaßten Respirator wird dieser Endzustand möglicherweise gar nicht erreicht werden. Bleibt schließlich die Zeitkonstante unverändert, was z. B. bei Halbierung der Compliance und Verdoppelung des Widerstandes (0,5 C; 2 R) vorkommen kann, so vermindert sich zwar das Volumen, das Druckgleichgewicht zwischen Generator und Alveolarbereich wird aber in normaler Zeit erreicht. Es droht also bei dieser Art von Respiratoren unter den angegebenen pathologischen Bedingungen die Minderung des Beatmungsvolumens und, wenn man mit einer verlängerten Inspirationszeit zu kompensieren versucht, die Erhöhung des mittleren intrathoracalen Druckes.

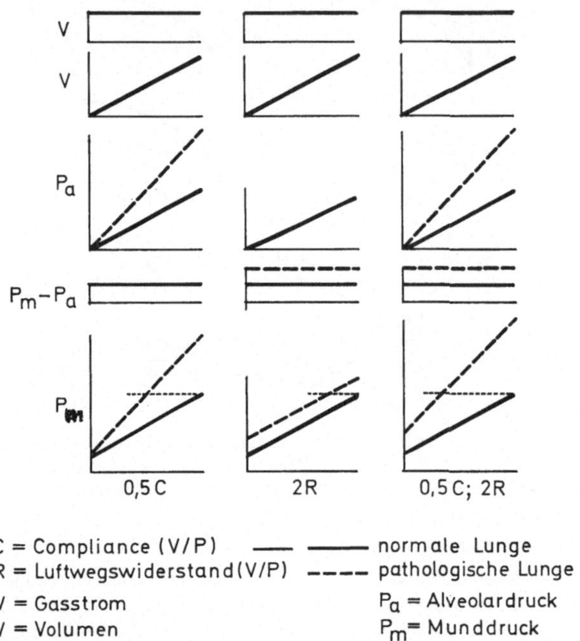

Abb. 3. Veränderung von Beatmungskriterien unter pathologischen Bedingungen (Stromgenerator, konstanter Strom) (nach Mapleson)

Beim konstanten *Stromgenerator* (Abb. 3) ändert sich hingegen nach Mapleson [11] unter den geschilderten pathologischen Bedingungen am zugeführten Volumen nichts, es erhöhen sich jedoch die Druckwerte je nach Art der vorliegenden Störung in charakteristischer Weise.

b) Einfluß der Umschaltmechanismen auf die krankhaft veränderte Beatmungssituation. Aus dem bisher Gesagten ist schon angeklungen, daß bei krankhaft veränderter Beatmungssituation nicht nur die Art des Generators sondern auch die verschiedenen Umschaltmechanismen des Respirators sich verschieden auswirken werden. Wie Tab. 2 zeigt, kann das Ende der Inspirationsphase bekannterweise entweder von einer bestimmten, einstellbaren Zeit oder vom Austritt eines bestimmten, einstellbaren Volumens aus dem Respirator abhängen. Solche zeit- bzw. volumsgesteuerten Maschinen werden in ihrem Beatmungseffekt von Complianceveränderungen nicht beeinflußt. Anders verhält es sich hingegen, wenn ein gewisser kritischer Druck im Mundbereich die Umschaltung von der In- zur Exspiration bewirkt oder wenn das Inspirationsende durch den Schwund der Gasströmung hervorgerufen wird. In diesen Fällen von Druck- bzw. Flowsteuerung sind Veränderungen von Compliance oder Widerstand wohl in der Lage, den gewünschten Volumseffekt des Ventilators nachhaltig ungünstig zu beeinflussen.

Tabelle 2. *Umschaltmechanismen (enger Zusammenhang der einzelnen Formen, Mischtypen)*

1. Zeitsteuerung
   Einstellbare Zeit (sec) bestimmt Inspirationsende
   (pneumatisch, elektronisch, elektromechanisch)
   Compliance – unabhängig
2. Volumensteuerung
   Austritt eines bestimmten Volumens (Faltenbalg) bestimmt
   Inspirationsende
   (fixer Hub, mechanische bzw. elektrische Bewegungs-
   begrenzung)
   Compliance – unabhängig
3. Drucksteuerung
   Einstellbarer kritischer Druck (Mund) bestimmt Inspirationsende
   (mechanisch, elektrisch)
   Compliance – abhängig
4. Flowsteuerung
   Strömungsschwund bestimmt Inspirationsende,
   entspricht Steuerung durch Arbeitsdruck
   Compliance – abhhängig

Anders ausgedrückt, kompensiert daher das druckgesteuerte Beatmungsgerät bei Stenosen schlecht, der Druck kann naturgemäß nicht erhöht werden, daher wird das Beatmungsvolumen kleiner. Volumsgesteuerte Maschinen hingegen sind imstande, in diesen Fällen durch Druckerhöhung auszugleichen und den Beatmungseffekt zu erhalten. Anders verhält es sich bei Undichtigkeiten im System: hier wird es für den volumsgesteuerten Respirator nicht möglich sein, einen Ausgleich zu schaffen. Es wird daher der druckgesteuerte Apparat dominieren, der so lange Volumen anzubieten in der Lage ist, bis eben der kritische Grenzdruck tatsächlich erreicht wird (Tab. 3).

Diese allgemeinen Vorbemerkungen erheben keinerlei Anspruch auf Vollständigkeit. Es war die Absicht damit verbunden, einleitend schematisiert gewisse Grundlagen zu erörtern und damit die Vielfalt der komplexen Zusammenhänge aufzuzeigen, deren wir uns bewußt sein müssen, wollen wir mit der Langzeitbeatmung tatsächlich Gutes tun.

Der Durchbruch der Intensivbehandlung, der sich von Jahr zu Jahr mehr anbahnt, bringt es zwangsläufig mit sich, daß auch das Krankengut an Beatmungsfällen nicht nur zahlenmäßig größer wird sondern auch immer mehr von kardialen und pulmonalen Risikofällen durchsetzt ist. Wir müssen uns daher klar sein, welche Möglichkeiten uns in der Vielzahl der von der Industrie angebotenen Beatmungsgeräte in die Hand gegeben werden und welche Faktoren bei der Auswahl von Geräten eine Rolle spielen könnten. In diesem Sinne haben wir eine Reihe gebräuchlicher Beatmungsgeräte getestet und legen in folgendem die Ergebnisse unserer Betrachtungen in gedrängter Form dar.

Tabelle 3. *Kompensationsmöglichkeiten verschieden gesteuerter Respiratoren*

	Stenose		Leck	
	druckgesteuert	volumsgesteuert	druckgesteuert	volumsgesteuert
Druck	unverändert	erhöht	unverändert	vermindert
Volumen	vermindert	unverändert	unverändert	vermindert
Effekt	schlecht	gut	gut	schlecht

B. Eigene Untersuchungen

1. Methodik

Folgende Versuchsanordnung diente zur Gewinnung der Atemstrom-, Druck- und Volumenkurven (Abb. 4): Dem Institut für Anaesthesiologie des Allgemeinen Krankenhauses der Stadt Linz ist ein Atemphysiologisches Laboratorium angeschlossen. Das jeweils zu testende Beatmungsgerät wurde nun mit dem Pneumotachographiekopf unseres in diesem Laboratorium aufgestellten synoptischen Lungenfunktionsmeßplatzes (Siemens-Reiniger) in Verbindung gebracht und hinter diesen Meßkopf ein künstlicher Thorax nach Hill und Moore [10] geschaltet. Es handelt sich dabei um eine Glasflasche mit einem Volumen von 50 Litern, die zur Vermeidung adiabatischer Kompressionseffekte mit Kupfergaze als Wärmeabsorber gefüllt ist, isothermale reproduzierbare Werte liefert und eine bekannte Compliance (Erwachsenenthorax 0,051 l/cm H_2O, Kinderthorax 0,0034 l/cm H_2O) besitzt. Diesen Thoraxmodellen war eine Stenose vorgeschaltet, die beim Erwachsenenthorax von 6,0 auf 3,5 mm $\varnothing$, beim Kinderthorax von 3,5 mm auf 2,0 mm $\varnothing$ variiert werden konnte.

Die Messung der Atemstromgeschwindigkeit erfolgte über ein Pneumomanometer mit Differentialdruckrezeptor und Verstärker, zur Errechnung der Beatmungsvolumina wurde ein elektronischer Integrator zwischengeschaltet. Über einen zweiten Druckrezeptor mit Verstärker wurden die Druckwerte vor der Trachea (Munddruck) abgenommen. Die Registrierung der erhobenen Werte erfolgte auf einem Mehrkanalschreiber vom Typ Mingograph 81.

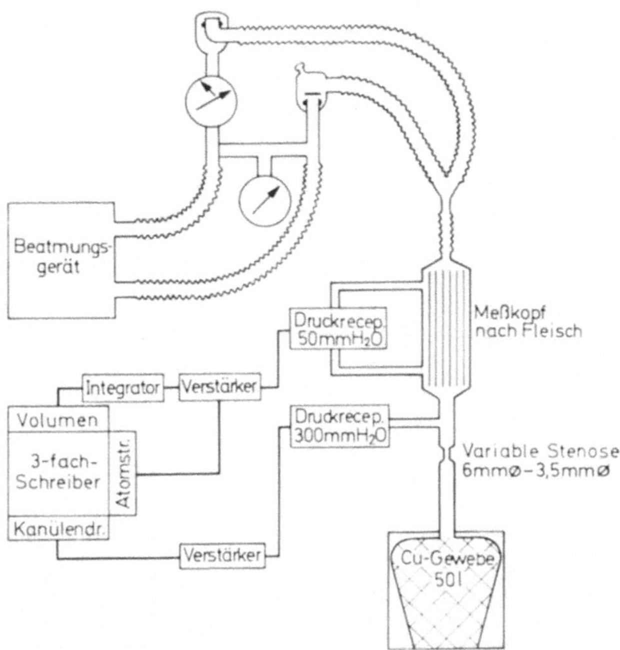

Abb. 4a. Versuchsanordnung – Meßschema

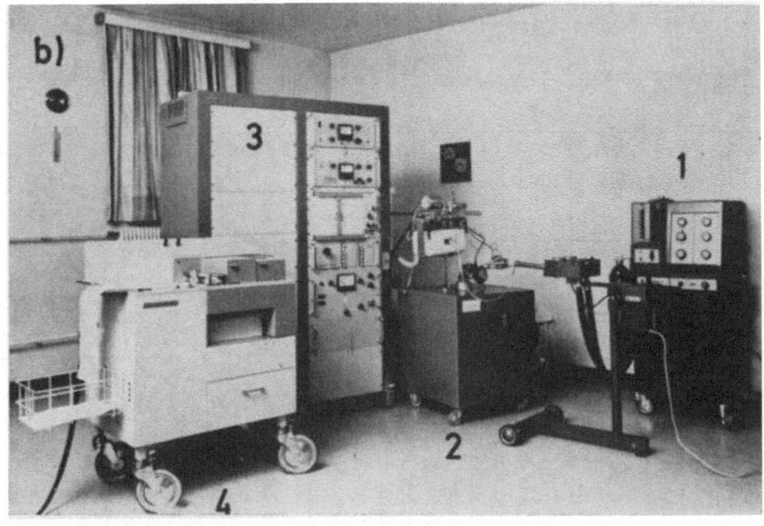

Abb. 4b. Versuchsanordnung – Natürliche Ansicht. 1. Dräger-Spiromat 661;
2. Künstlicher Thorax; 3. Synoptischer Lungenfunktionsmeßplatz; 4. Mingograph 81

Tabelle 4. *Übersicht über die Eigenschaften der untersuchten Respiratoren*

		Barnet (Mark 3)	Dräger-Spiromat 661	Dräger-Narkose-Spiromat 650	Engström-Respirator	Bennett PR 2	Bird Mark 8	Dräger-Assistor 641 (pneumat. Timer)	Dräger-Assistor 642 (elektr. Timer)	Dräger-Assistor 640 (ohne Timer)
1 Zeit – Volumen – gesteuert		+	+	+	+	−	−	−	−	−
2 Druck – gesteuert		(+)	−	−	−	+	+	+	+	+
3 Zeit – Druck – gesteuert		(+)	−	−	−	+	+	+	+	−
4 Druckgasantrieb		+	−	−	−	+	+	+	+	+
5 Elektrischer Antrieb		+	+	+	+	−	−	−	+	−
6 Kontrollierte Beatmung		+	+	+	+	+	+	+	+	−
7 Assistierte Beatmung		+	+	+	−	+	+	+	+	+
8 Narkosebeatmung offen		+	+	+	+	−	−	−	−	−
9 Narkosebeatmung geschlossen		(+)	−	+	+	−	−	−	−	−
10 Beatmungsfrequenz F	F/min	6–60	8–50	8–50	10–30	6–60	6–60	6–60	8–50	6–60
11 Atemzeitverhältnis veränderbar		+	+	+	−	+	+	+	+	+
12 Maximaler Arbeitsdruck P_A	cm H₂O	45	100	100	60	60	40	80	80	80
13 Druckreserve (Plateau)		+	+	+	+	−	−	−	−	−
14 Exspirationsdruck	cm H₂O	±0 bis −10	+20 bis −20	+20 bis −20	+20 bis −20	+10 bis −10	+10 bis −10	+10 bis ±0	+10 bis ±0	+10 bis ±0
15 Einstellbares Beatmungsvolumen	cm³	20–1500	20–1500	20–1500	20–1000	−	−	−	−	−

Tabelle 4 (Fortsetzung)

		(Barnet Mark 3)	Dräger Spiromat 661	Dräger Narkose-Spiromat 650	Engström Respirator	Bennett PR 2	Bird Mark 8	Dräger Assistor 641 (pneumat. Timer)	Dräger Assistor 642 (elektr. Timer)	Dräger Assistor 640 (ohne Timer)
16 Max. Minutenvolumen F = 20/min, max. P_A 6 mm $\varnothing$	l/min	26	24	20,6	17,3					
17 Max. Minutenvolumen F = 12/min, max. Flow, 6 mm $\varnothing$	l/min					15,6	12,8	13,2	13,2	13,2
18 Volumenkonstanz (zunehmende Stenose 6 mm $\varnothing$ bis 3,5 mm $\varnothing$)	%	100	91	98	93	61	65	51	51	51
19 Langsamer Anstieg (Flow)		—	+	+	+	+	+	+	+	+
20 Anfeuchtung Relative Feuchte	%	—	100	100	100	100	100	100	100	100
21 Anfeuchtung Temp. vor Trachea	°C	—	37	37	Raum	Raum	Raum	Raum	Raum	Raum
22 Medikamenten-Aerosole		—	+	+	+	+	+	+	+	+
23 Exspiratorische Volumenkontrolle		+	+	+	+	—	—	—	—	—
24 Rhythmisches Blähen der Lunge		—	+	—	—	—	—	—	—	—
25 Besondere Kleinkinder-Einrichtung		+	+	+	+	+	+	—	—	—
26 Explosionsgeschützte Ausführung		—	—	+	—	—	—	—	—	—
27 Autoklavieren der atemführenden Teile		—	+	+	—	+	+	+	+	+

2. *Auswahl der untersuchten Beatmungsgeräte*

Bei der Zusammenstellung der zu untersuchenden Geräte wurden in unserem Bereich gängige und z. T. neue Typen berücksichtigt. Die Auswahl an sich stellt kein Werturteil dar. In die Untersuchung wurden einbezogen:

a) Der *Barnet-Ventilator* in seiner ursprünglichen Form als konstanter Druckgenerator, der elektronisch vom Netz bzw. mit Batterie zeitgesteuert wird (Bergmann [3]) bzw. als neue Mark 3 Version, bei der wahlweise auf Zeit-, Druck- oder Volumensteuerung umgeschaltet werden kann.

b) Der *Dräger-Spiromat 661*, ein elektronisch zeitgesteuerter Stromgenerator mit Volumenbegrenzung durch den Balg, der speziell für die Dauerbeatmung entwickelt worden ist (Hill [9]).

c) Der *Dräger-Narkosespiromat 650*, ein in seinen prinzipiellen Eigenschaften dem Spiromat 661 ähnliches Gerät, also ein frequenz- bzw. zeitgesteuerter Stromgenerator, dessen Frischgasstrom wie ein kleiner zusätzlicher konstanter Stromgenerator wirkt und das sowohl zur Narkosebeatmung als auch zur Langzeitbeatmung verwendet werden kann (Hill [9]).

d) Der *Engström-Respirator*, ein elektromechanisch zeitgesteuerter Stromgenerator mit nahezu sinusförmigem Stromverlauf und mit einer Druck- und Volumenbegrenzung bzw. ein Generator mit ansteigendem Druck und indirekter Wirkung auf das Patientenkreissystem (Norlander [13], Engström [7], Sjöberg und Mitarb. [16]).

e) Der *Bennet PR 2*, ein druck- bzw. pneumatisch zeitgesteuerter Druckgenerator mit zweistufigem Reduzierventil, der zur Dauerbeatmung mit Luft bzw. mit einem Luft–Sauerstoff-Gemisch, dessen O_2-Konzentration einen Minimalwert von 40% besitzt und sich verkehrt proportional zur Strömungsgeschwindigkeit verhält (Schorer und Mitarb. [15]).

f) Der *Bird Mark 8*, ein pneumatisch druck- bzw. zeitgesteuerter Stromgenerator, der ähnlich wie der Bennett PR 2 entweder mit Luft allein oder mit einem ähnlich variablen Luft–Sauerstoff-Gemisch verwendet werden kann (Schorer und Mitarb. [15]).

g) Der *Dräger-Assistor 640*, ein druckgesteuerter Druckgenerator ohne Timer, der zur assistierten Beatmung mit Luft bzw. mit einem Luft–Sauerstoff-Gemisch verwendet werden kann (Hill [9], de Kock [5]). In Verbindung mit einem pneumatischen (Dräger-Assistor 641) bzw. elektronischen (Dräger-Assistor 642) Timer werden diese Geräte druckzeitgesteuert und können auch zur kontrollierten Beatmung herangezogen werden.

3. *Untersuchungsergebnisse*

Eine Übersicht über unsere Untersuchungsergebnisse wurde zusammen mit den Eigenschaften der einzelnen getesteten Respiratoren tabellarisch niedergelegt und die untersuchten Geräte dabei in zwei Hauptgruppen eingeteilt (Tab. 4).

a) Umschaltmechanismen und Antriebsarten (Kolonne 1–5). Die erste Gruppe der untersuchten Respiratoren (Barnet-Ventilator, Dräger-Spiromat 661 und Narkosespiromat 650, Engström-Respirator) beinhaltet die größeren, zeit-volumengesteuerten Maschinen, die bis auf den Barnet-Ventilator, in dessen Mechanik zusätzlich zu seiner elektronischen Steuerung noch ein Gasdruck von etwa 0,3 atü eine Rolle spielt (BERGMANN [3]), einen rein elektrischen Antrieb besitzen.

In der zweiten Gruppe (Bennett PR 2, Bird Mark 8, Dräger-Assistor 640–642) sind die raummäßig durchwegs kleineren druckgetriebenen Respiratoren, die druck- bzw. zeitgesteuert sind und bis auf den elektronischen Timer des Assistors 642 keine elektrische Energiequelle besitzen, zusammengefaßt.

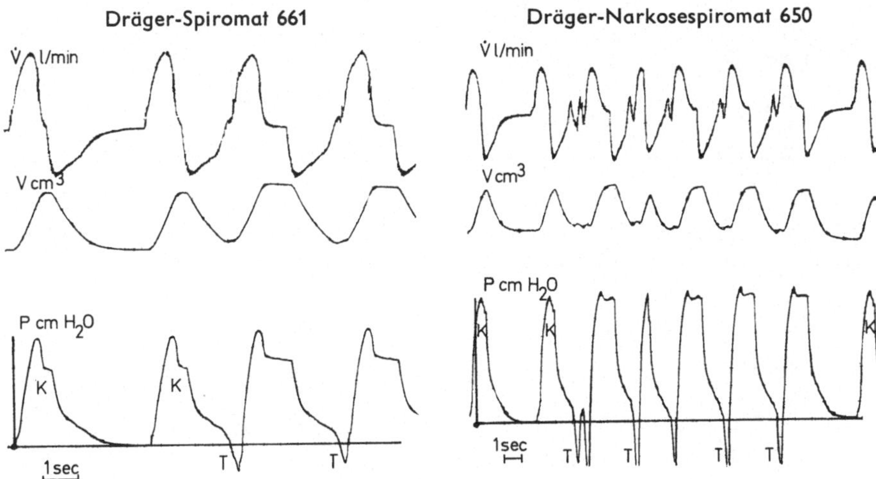

Abb. 5. Triggermechanismus: K = Kontrolliert; T = getriggert
(weitere Erläuterungen siehe Text)

b) Beatmungsformen (Kolonne 6–9). Bis auf den Dräger-Assistor 640 (ohne Timer) sind alle getesteten Geräte zur *kontrollierten Beatmung* verwendbar, bis auf den Engström-Respirator kann mit allen untersuchten Maschinen auch patientengesteuert *assistiert* beatmet werden. Die Empfindlichkeit der hierfür erforderlichen *Triggermechanismen* entspricht dabei durchwegs den von BEAVER [1] aufgestellten Forderungen einer Latenzzeit von nicht mehr als 0,2 sec und einem auslösenden Minimalsog von $-0,5$ bis 1,0 cm H_2O. Der Barnet-Ventilator, der Bennett PR 2 und der Bird Mark 8 besitzen verstellbare Empfindlichkeiten, die im Rahmen einer Atemtherapie zum Atemtraining verwendet werden können.

In den Abb. 5–7 sind kontrollierte und getriggerte Beatmungsvorgänge gegenübergestellt. Aus den Kurven kann zunächst einmal abge-

5*

lesen werden, daß die getriggerten Beatmungsvolumina im Ausmaß den
bei kontrollierter Beatmung gewonnenen Größen voll und ganz ent-
sprechen, vorausgesetzt, daß der Triggermechanismus zur rechten Zeit,
nämlich während der exspiratorischen Pause ausgelöst wird. Triggert man
in der frühen Exspirationsphase, so vermindert sich der Volumseffekt

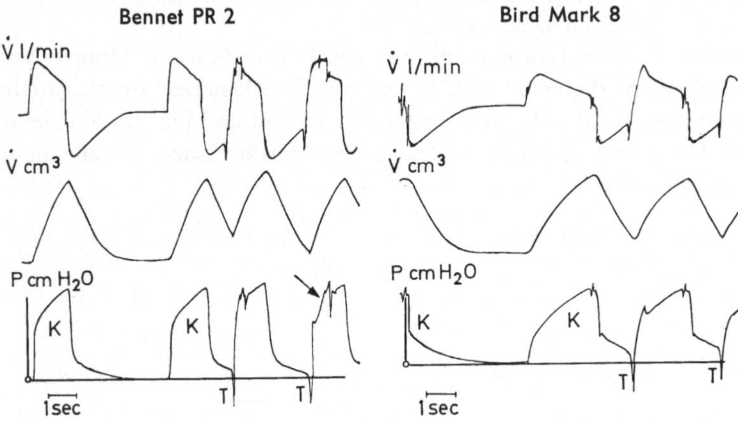

Abb. 6. Triggermechanismus: K = kontrolliert, T = getriggert, ↑ = effektloser Triggerversuch während Inspiration (weitere Erläuterungen siehe Text)

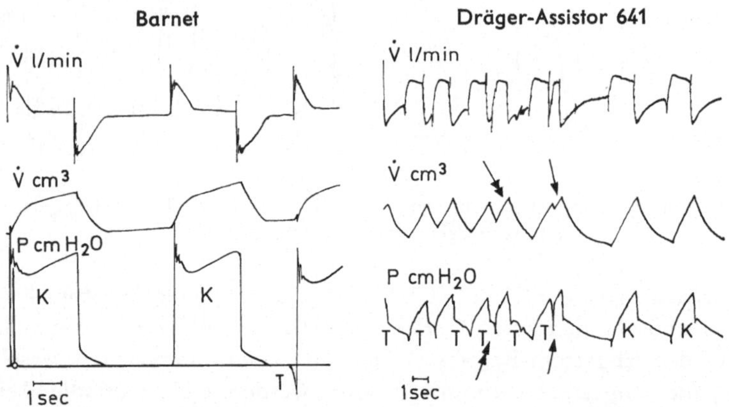

Abb. 7. Triggermechanismus: K = kontrolliert, T = getriggert, ↑ = effektloser
Triggerversuch während Inspiration, ↟ = verminderter Volumseffekt bei
Triggern in der frühen Exspirationsphase (weitere Erläuterungen im Text)

(Abb. 7), jeder Triggerversuch während des Ablaufes einer Inspiration
bleibt ohne Wirkung (Abb. 6 und 7). Der Dräger-Spiromat 661 und der
Dräger-Narkosespiromat 650 zeigen während der getriggerten Phase deutliche Plateaubildung, im Kurvenbild des Dräger-Narkosespiromaten 650

wird auch ein Versager sichtbar, die getriggerte Inspiration kommt dabei erst beim zweiten Reiz zustande (Abb. 5).

Zur *Narkosebeatmung* können der Dräger-Narkosespiromat 650 und der Engström-Respirator sowohl im offenen als auch im geschlossenen System eingesetzt werden. Der Barnet-Ventilator, bisher nur für das offene System geeignet, steht in seiner neuen Mark 3-Version auch für das geschlossene System zur Verfügung.

c) Beatmungsfrequenz (Kolonne 10–11). Die Beatmungsfrequenz einer kontrollierten Beatmung steht beim Barnet-Ventilator, beim Dräger-Spiromat 661 und beim Dräger-Narkosespiromat 650 im Zusammenhang mit dem in diesen Apparaten vorhandenen elektronischen Multivibrator-Schaltsystem, bewegt sich zwischen 6 bis 60 bzw. 8 bis 50 Atemzügen pro Minute und ist sichtbar einzustellen. Auch beim Engström-Respirator ist die Beatmungsfrequenz (10 bis 30 Atemzüge pro Minute) direkt ablesbar, wird hier aber durch ein Wechselgetriebe geregelt. Die Beatmungsfrequenz der übrigen getesteten Geräte, die mit Druckgas betrieben werden, hängt von der Strömungsgeschwindigkeit der Gaszufuhr ab und ist nicht ablesbar. Bei hohen Frequenzen kann es hier zum Air-trapping kommen, als dessen Kompensationsmöglichkeit sich der exspiratorische Sog anbietet.

In einem gewissen Zusammenhang mit der Beatmungsfrequenz steht auch das *Atemzeitverhältnis* (= Atemzeitquotient = zeitliches Verhältnis von Inspiration und Exspiration innerhalb eines Atemzyklus). Ist dieses Atemzeitverhältnis verstellbar, so läßt sich dies insbesondere in Hinblick auf die mögliche Verlängerung der exspiratorischen Pause und dem damit abnehmenden mittleren intrathoracalen Druck vorteilhaft für die Haemodynamik ausnützen.

Beim Barnet-Ventilator, Dräger-Spiromaten 661 und Dräger-Narkosespiromaten 650 ist demnach das Atemzeitverhältnis auch variabel einstellbar, wobei sich beim Barnet-Ventilator stufenlos alle Varianten zwischen 1:9 und 9:1 durchlaufen lassen, beim Dräger-Spiromaten 661 und beim Dräger-Narkosespiromaten 650 hingegen fixe Werte zwischen 1:1,5 und 1:3,5 verfügbar sind, die allerdings zum Unterschied vom Barnet-Ventilator ohne Berechnung frequenzunabhängig gewählt und auch gewechselt werden können.

Auf den Abb. 8–10 sind die veränderlichen Atemzeitverhältnisse der angegebenen Apparate kurvenmäßig dargestellt. Man erkennt daraus zunächst einmal, daß beim Dräger-Spiromaten 661 und beim Dräger-Narkosespiromaten 650 (Abb. 8 und 9) die Plateaubildung, also die sogenannte Verschlußzeit (BÖHME [4]), während der es zum intrapulmonalen Blähungsausgleich kommt, mit der Verkürzung der Inspirationsphase abnimmt. Es läßt sich ferner nachweisen, daß die gemessenen Istwerte für die Exspirationsphase meist kürzer als die angegebenen Sollwerte sind. Beim Barnet-Ventilator hingegen (Abb. 10) sind die tatsächlichen Zeiten der exspiratori-

schen Pause etwas länger als es die Einstellung angibt. Es fällt ferner bei
diesem Gerät die excessiv kurze inspiratorische Phase im Extremwert 1:9
auf, bei welcher Einstellung innerhalb von 0,5 sec das ganze Beatmungsvolumen vom Apparat gefördert werden muß und auch wird.

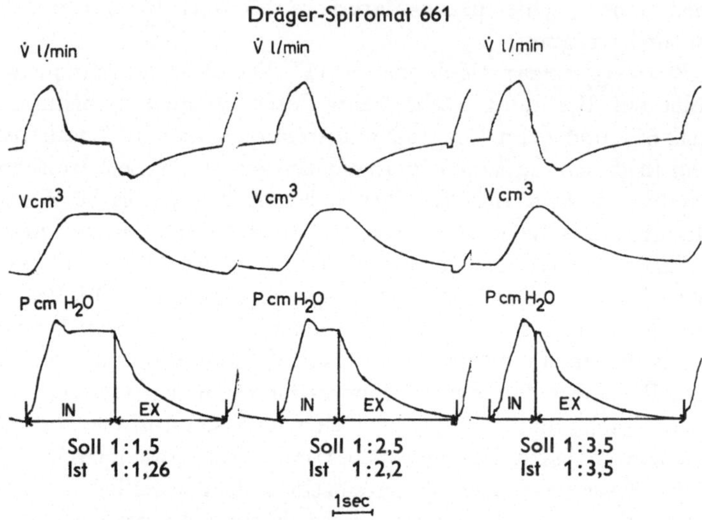

Abb. 8. Veränderliches Atemzeitverhältnis (weitere Erläuterungen siehe Text)

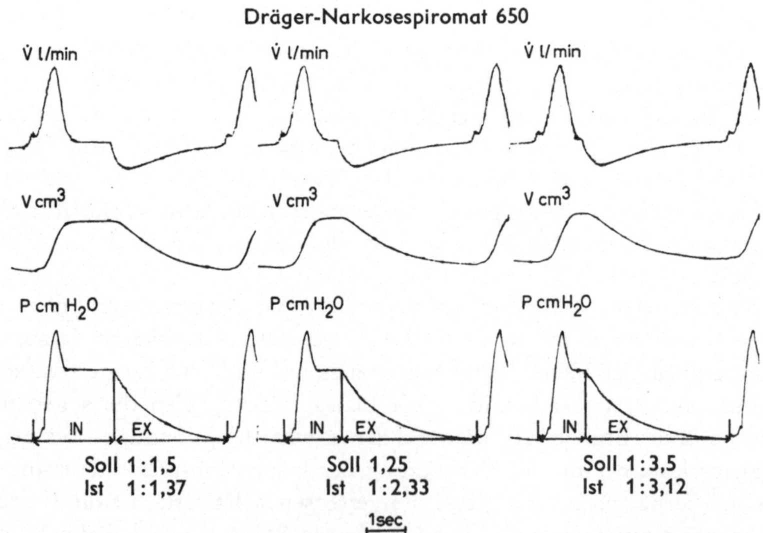

Abb. 9. Veränderliches Atemzeitverhältnis (weitere Erläuterungen siehe Text)

Bei den druckgesteuerten Geräten können die absoluten Werte der an sich verstellbaren Atemzeitquotienten nur geschätzt werden. Die Länge der exspiratorischen Pause läßt sich bei diesen Apparaten von einem Ausgangswert 1:1,5 an kontinuierlich nach oben verlängern. Der Atemzeitquotient des Engström-Respirators schließlich ist unveränderlich mit 1:2 eingestellt.

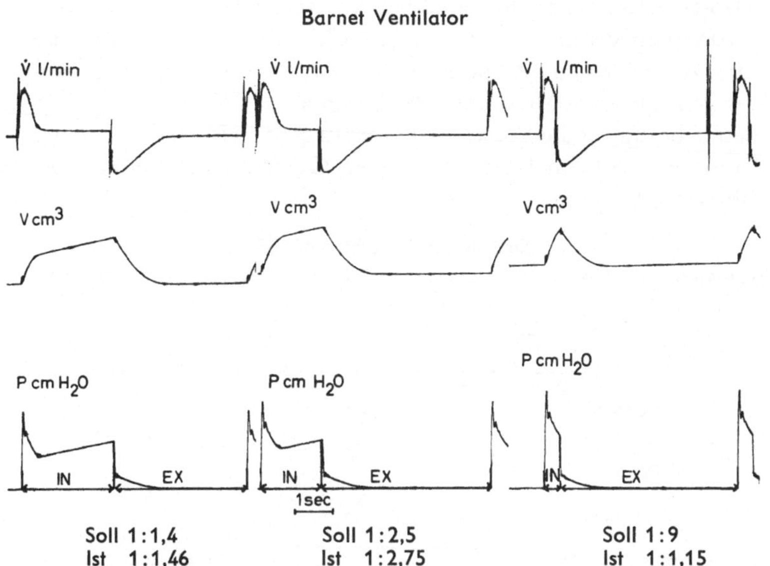

Abb. 10. Veränderliches Atemzeitverhältnis (weitere Erläuterungen siehe Text)

d) Beatmungsdruck (Kolonne 12–14). Der *maximale Arbeitsdruck* der untersuchten Geräte liegt zwiwchen 45 und 100 cm H_2O. Beim Dräger-Spiromaten 661 und beim Dräger-Narkosespiromaten 650 können wahlweise Werte von 30, 40 oder „maximal" (= 100) cm H_2O eingestellt werden. Eine Vergrößerung des Arbeitsdruckes führt zu einer Erhöhung der Strömungsgeschwindigkeit und damit zur Verkürzung der „effektiven Inspirationszeit", also jener Phase der Einatmung, in der das gesamte Gasvolumen zugeführt wird (Böhme [4]). Die „Verschlußzeit" verlängert sich dadurch zwangsläufig, es kommt im Kurvenbild der Inspiration zur Plateaubildung.

Was nun den *Druckverlauf in der Exspirationsphase* betrifft, so wissen wir, daß die *negative Phase* einer Wechseldruckbeatmung ebenso wie eine zeitliche Verlängerung der exspiratorischen Pause den mittleren intrathorakalen Druck erniedrigt und damit in bestimmten Risikofällen haemodynamisch Gutes zu leisten imstande ist. Dementsprechend besitzen auch mit Ausnahme der Dräger-Assistoren, bei denen ihres speziellen Aufgabenbereiches und um der Einfachheit willen bewußt darauf verzichtet worden ist, alle getesteten Geräte die Möglichkeit der Einstellung einer negativen Phase mit Maximalwerten zwischen -10 bis -20 cm H_2O.

Auf noch nicht angeführte weitere Vorteile eines negativen Exspirationsdruckes sei ergänzend hingewiesen: ein Sog während der Ausatmung kann zur Überwindung äußerer exspiratorischer Widerstände bei engen und kleinen Trachealkanülen beitragen, er kann bei hohen Atemfrequenzen ein Airtrapping verhindern und ist außerdem imstande, den funktionellen Totraum zu verkleinern. Zu hohe Sogwerte führen allerdings zum Alveolarkollaps und damit zur Minderung der Compliance (Watson [17]). Wir selbst nehmen in bezug auf die Verwendung der negativen Phase sowohl in puncto Indikation als auch im Hinblick auf den Grad des Exspirationssogs eine gemäßigte Stellung ein.

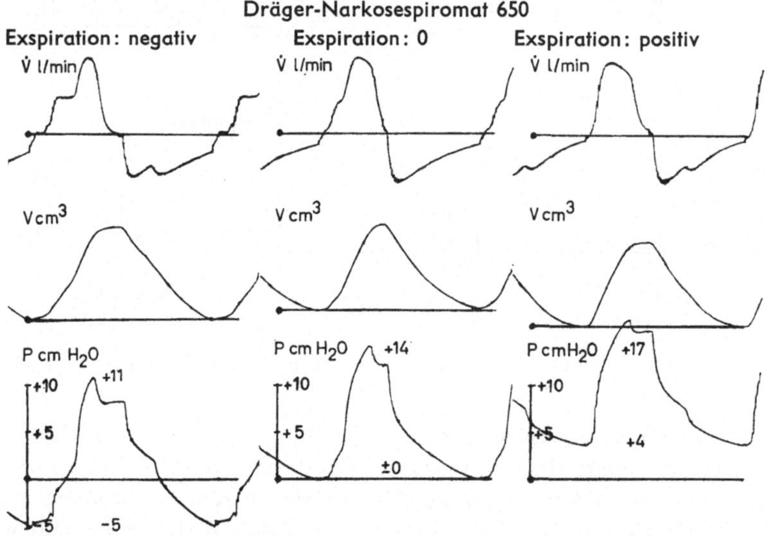

Abb. 11. Verschiebung der Beatmungs-Mittellage

Im Gegensatz zu einer negativen Phase führt ein *positiver Exspirationsdruck* zur Erhöhung des mittleren intrathorakalen Druckes und zur Herabsetzung des venösen Rückstromes zum Herzen. Die Atemmittellage verschiebt sich dabei nach oben. Beim Lungenoedem ist eine solche Beatmungsform zur Methode der Wahl geworden. Mit Ausnahme des Barnet-Ventilators besitzen denn auch alle untersuchten Apparate diese Möglichkeit, die erreichbaren Werte schwanken zwischen $+10$ und $+20$ cm H_2O.

Wir haben die Verschiebungsmöglichkeiten der Beatmungs-Mittellage kurvenmäßig registriert (Abb. 11–13) und können damit zeigen, daß der exspiratorische Sog bei allen getesteten Geräten in etwa gleicher Art nicht während der ganzen Ausatmungsphase besteht sondern sich erst am Ende der ersten Hälfte der exspiratorischen Pause einstellt.

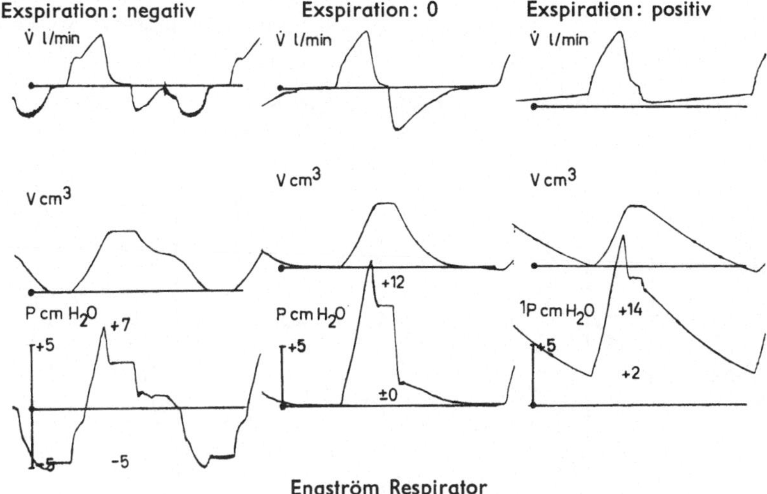

Abb. 12. Verschiebung der Beatmungs-Mittellage

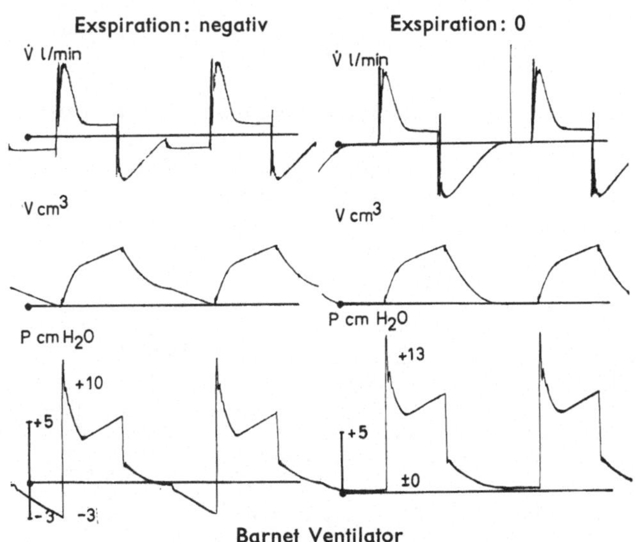

Abb. 13. Verschiebung der Beatmungs-Mittellage

e) Beatmungsvolumen (Kolonne 15–18 und 23). Die *Einstellung* des gewünschten Beatmungsvolumens läßt sich beim Dräger-Spiromaten 661 und beim Dräger-Narkosespiromaten 650 sichtbar zwischen 20 und 1500 ccm durchführen. Beim Barnet-Ventilator und beim Engström-Respirator sind Volumina nicht direkt ablesbar einzustellen, können jedoch aus dem angebotenen Minutenvolumen, aus der eingestellten Atemfrequenz und aus der exspiratorischen Volumenkontrolle am Volumeter jederzeit exakt bestimmt werden.

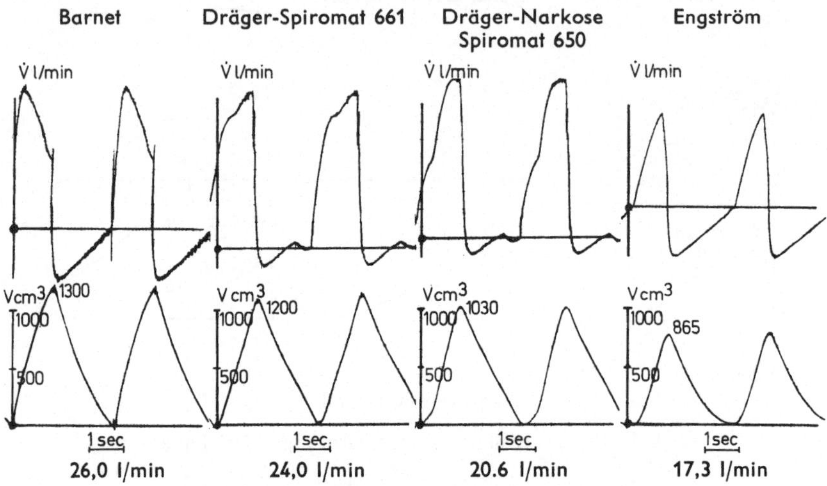

Abb. 14. Maximales Beatmungs-Minutenvolumen F = 20/min, max. P_A, Stenose 6 mm ⌀

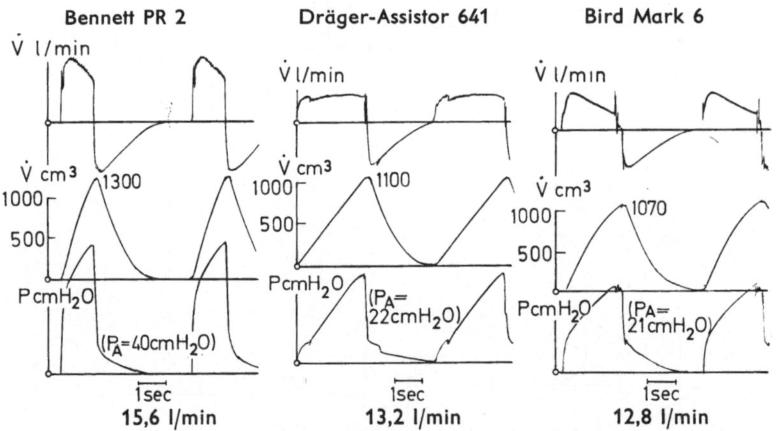

Abb. 15. Maximales Beatmungs-Minutenvolumen F = 12/min, max. Flow, Stenose 6 mm ⌀

Um nun einen Eindruck über die *Leistungsfähigkeit* der verschiedenen Respiratoren zu erhalten, haben wir unter bestimmten Beatmungskriterien die *maximal erreichbaren Minutenvolumina* gemessen und die *Konstanz der*

Beatmungsvolumina bei zunehmender Stenose überprüft. Wie die Abb. 14 und 15 zeigen, liegt das maximale Beatmungs-Minutenvolumen bei den zeit-volumsgesteuerten Geräten zwischen 17,3 und 26,0 l/min und bei den kleineren druckgesteuerten Apparaten zwischen 12,8 und 15,6 l/min. In den Abb. 16–20 ist ferner das Verhalten des Beatmungsvolumens bei einer von 6,0 auf 3,5 mm ⌀ („Erwachsener") bzw. von 3,5 auf 2,0 mm ⌀ („Kleinkind") zunehmenden Stenose dargestellt. Im Erwachsenenmodell fanden wir dabei unter den Kriterien eines Arbeitsdruckes von 30 cm H_2O und einer Atemfrequenz von 15/min für den Dräger-Spiromaten 661 einen Volumsverlust von 14%, beim Engström-Respirator betrug die Volums-

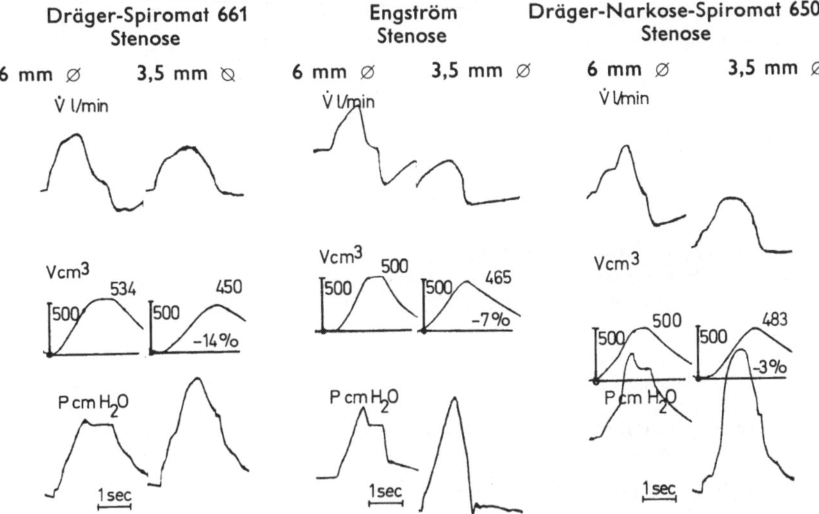

Abb. 16. Verhalten des Beatmungsvolumens bei zunehmender Stenose. Erwachsener (großer Thorax, C = 0,051 Liter/cm H_2O), Arbeitsdruck (P_A) = 30 cm H_2O, F = 15/min

abnahme 7% und beim Dräger-Narkosespiromat 650 3% (Abb. 16). Wurde der Arbeitsdruck auf die verfügbaren Maximalwerte erhöht, so verringerte sich der Volumsverlust beim Dräger-Spiromaten 661 auf 9% und beim Dräger-Narkosespiromaten 650 auf 2%, stieg jedoch beim Engström-Respirator auf 26% an. Beim Barnet-Ventilator konnte kein Volumsverlust nachgewiesen werden (Abb. 17).

Derselbe Versuch unter Kleinkindbedingungen ergab bei einem Arbeitsdruck von 30 cm H_2O und einer Atemfrequenz von 30/min Volums-abnahmen von 17% für den Dräger-Spiromaten 661 und den Dräger-Narkosespiromaten 650 und von 29% für den Engström-Respirator (Abb. 18). Unter maximalem Arbeitsdruck verringerten sich diese Verluste beim Dräger-Spiromaten 661 auf 6% und beim Dräger-Narkosespiroma-

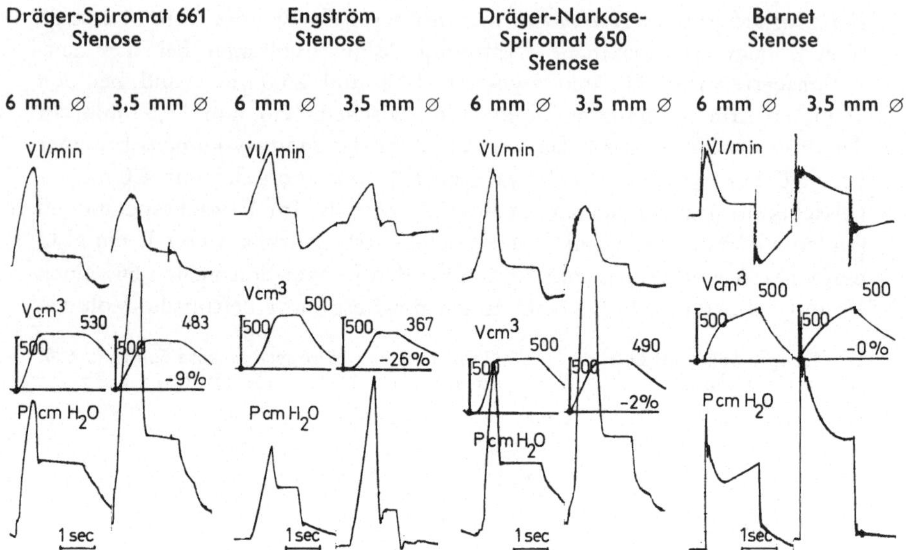

Abb. 17. Verhalten des Beatmungsvolumens bei zunehmender Stenose.
Erwachsener (großer Thorax, C = 0,051 Liter/cm H₂O),
Arbeitsdruck (P_A) maximal, F = 15/min

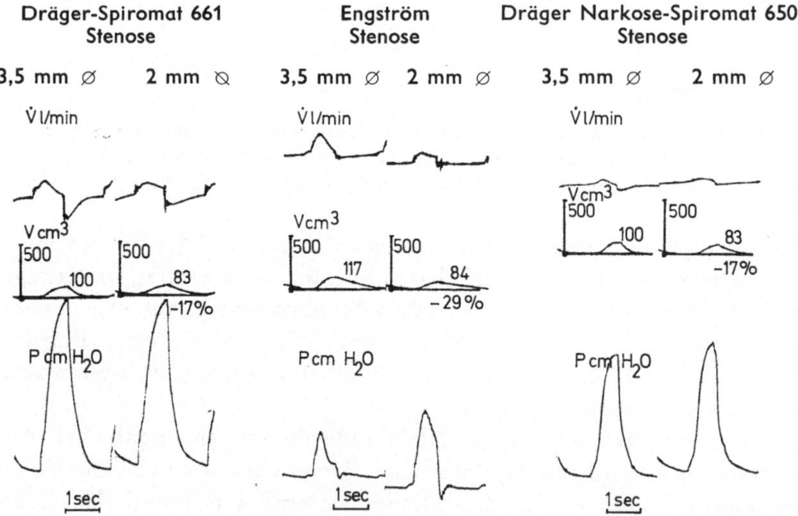

Abb. 18. Verhalten des Beatmungsvolumens bei zunehmender Stenose.
Kind (kleiner Thorax, C = 0,0034 Liter/cm H₂O),
Arbeitsdruck (P_A) = 30 cm H₂O, F = 30/min

ten 650 auf 9%, erhöhten sich aber beim Engström-Repsirator wieder bis auf 38% (Abb. 19).

Die Volumsverluste der druckgesteuerten Geräte (Abb. 20) sind schon beim Erwachsenenmodell bedeutend höher und betragen unter Maximal-flow-Bedingungen für den Bird Mark 8 35%, für den Bennett PR 2 39% und für den Dräger-Assistor 641 49%.

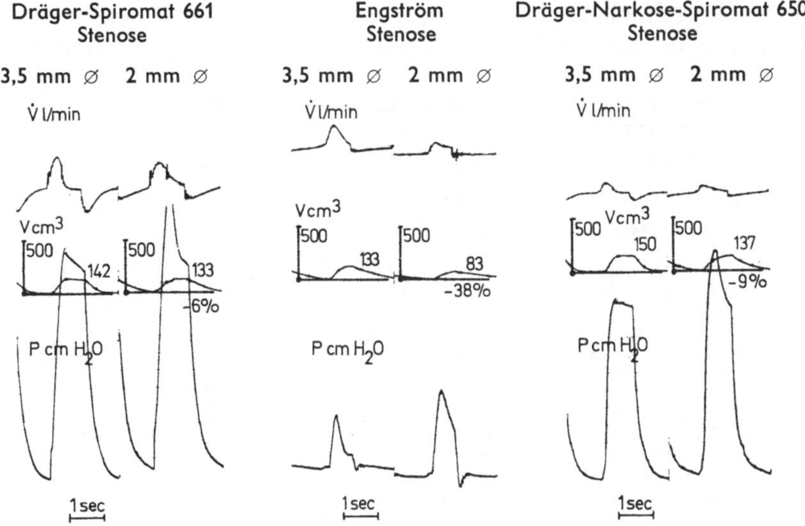

Abb. 19. Verhalten des Beatmungsvolumens bei zunehmender Stenose.
Kind (kleiner Thorax, C = 0,0034 Liter/cm H₂O),
Arbeitsdruck (P_A) maximal, F = 30/min

f) Beatmungsstrom (flow) (Kolonne 19). Wie immer man sich zu dem oft diskutierten Problem des *langsamen Anstieges des inspiratorischen Atem-stromes* stellen mag, so wird man mit der grundsätzlichen Annahme nicht fehl gehen, daß bei pathologischer Lungenfunktion mit obstruktiven Ver-änderungen und Verteilungsstörung die verschiedensten Lungenabschnitte verschiedene Werte für ihre Teilcompliance und für die Teilwiderstände aufweisen werden. Im Gesamtbereich der Lunge wird es also eine Reihe verschiedener Zeitkonstanten geben, von deren Größe es im einzelnen ab-hängen wird, ob rasche oder langsame Insufflation des Beatmungsvolumens zur besseren Entfaltung der einzelnen Teilabschnitte führen wird. Die Ein-schaltung eines langsamen Teilstückes in die inspiratorische Atemstrom-kurve hat also vor allem bei pathologischen Lungen zweifelsohne ihre Bedeutung.

Beim Engström-Respirator wird dieser Vorgang durch den sinus-förmigen Strömungsablauf erreicht. Der Dräger-Narkosespiromat 650 er-

zielt einen ähnlichen Effekt mittels eines eingebauten Drosselventils, welches
am Beginn der Inspiration einen langsamen Druckanstieg garantiert und
sich erst nach Erreichen eines bestimmten Grenzdruckes ausschaltet. In
der Abb. 21 sind Atemstromkurven des Narkosespiromaten 650 mit und
ohne Drosselventil dargestellt. Die unterschiedliche Steilheit des Kurven-
anstieges ist deutlich zu sehen.

Vergleicht man schließlich die Steilheit der Atemstromkurven bei den
verschiedensten Geräten (Abb. 22), so ergibt sich sowohl für den Engström-
Respirator als auch für den Dräger-Spiromat 661 und den mit der Drossel

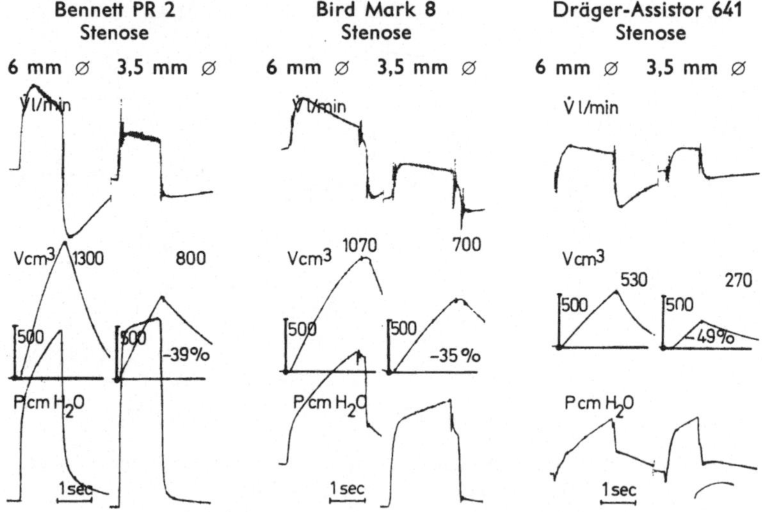

Abb. 20. Verhalten des Beatmungsvolumens bei zunehmender Stenose.
Erwachsener (großer Thorax, $C = 0{,}051$ Liter/cm H_2O),
Maximalflow $F = 12$/min

bestückten Narkosespiromat 650 ein relativ langsamer Kurvensanstieg, der
Dräger-Assistor und der Bennett PR 2 schneiden etwas schlechter ab,
letzterer zeigt aber vor allem bei niedrigem Flow doch auch eine deutliche
Tendenz dazu, der Anstieg der Atemstromkurve des Barnet-Ventilator verläuft jedoch äußerst steil und abrupt.

g) Sonstiges (Kolonne 20–22 und 24–27). Zum Ausklang sei noch darauf
hingewiesen, daß das *Problem der Anfeuchtung,* sowohl was die relative
Feuchtigkeit als auch die Temperatur, mit der das befeuchtete Gas vor der
Trachea angeboten wird, betrifft, beim Barnet-Ventilator unbefriedigend,
bei den Dräger-Spiromaten gut (37° C, 100% relative Feuchte) und bei den
übrigen Maschinen zufriedenstellend (Raumtemperatur, 100% relative
Feuchte) gelöst ist. *Medikamentenaerosole* können überall dort ohne Schwierigkeiten angeboten werden, wo auch das Befeuchtungsproblem gelöst ist.

Die Erkenntnis schließlich, daß eine langdauernde gleichförmige automatische Beatmung zum Alveolenkollaps und zur Minderung der Compliance führt und daß intermittierende tiefe Atemzüge diesen Trend aufzuhalten imstande sind (EGBERT und Mitarb. [6], BENDIXEN und Mitarb. [2]), hat dazu geführt, daß man im Dräger-Spiromaten 661 eine Vor-

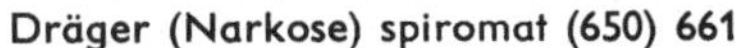

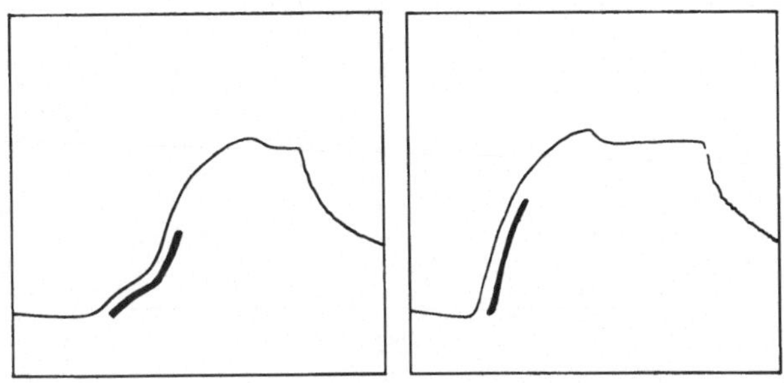

Abb. 21. Langsamer Anstieg des Atemstromes

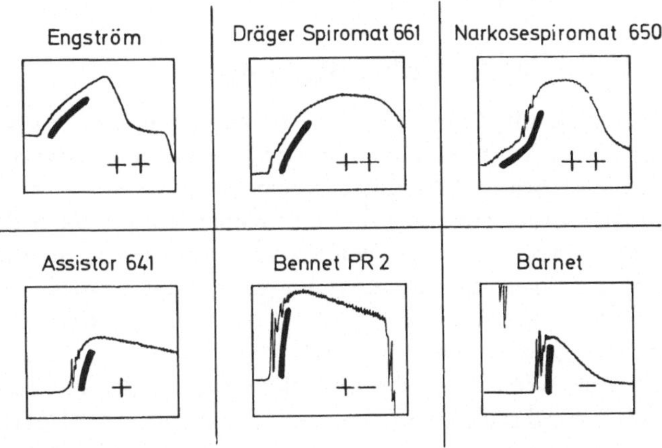

Abb. 22. Vergleich des Anstieges der Atemstromkurven verschiedener Geräte

richtung eingebaut hat, welche nach je 100 Beatmungszügen 6 aufeinander folgende Atemvolumina unter erhöhtem exspiratorischen Widerstand verabreichen läßt. Dies führt zum *rhythmischen Blähen der Lunge,* ahmt also die Seufzeratmung („sigh") nach und schaltet den erwähnten Nachteil der gleichförmigen Beatmung aus (Abb. 23).

Abschließend ist noch erwähnenswert, daß bis auf die Dräger-Assistoren alle untersuchten Geräte eine *Kleinkinderausrüstung* besitzen, der Dräger-Narkosespiromat 650 die Besonderheit ausweist, seine *elektronische*

Ausrüstung in einer anerkannt *explosionsgeschützten Ausführung* untergebracht zu haben und daß bei den Dräger-Spiromaten und bei allen kleinen druckgesteuerten Apparaten die *atemführenden Teile im Autoklaven sterilisiert* werden können.

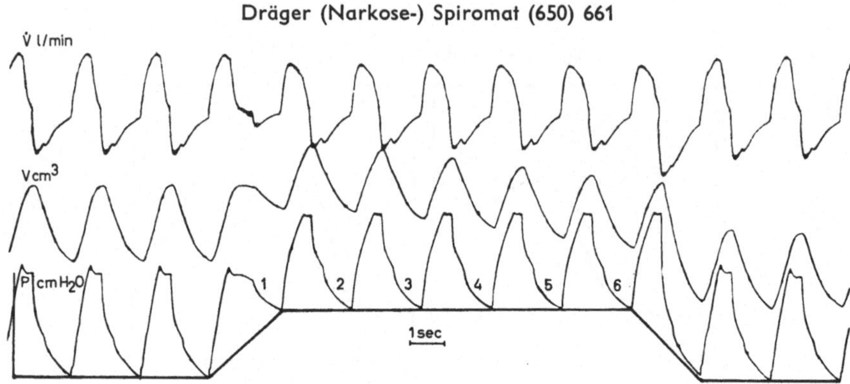

Abb. 23. Automatisches Aufblähen der Lunge. Nach je 100 Atemzügen folgen 6 Beatmungsvolumina gegen erhöhten exspiratorischen Widerstand („sigh")

C. Schlußfolgerungen

Wenn man sich am Ende all dieser Feststellungen, Überlegungen und Betrachtungen nun fragt, welches von den untersuchten oder von sonst noch verfügbaren Beatmungsgeräten das beste wäre, so wird man eine klare und abgezirkelte Antwort schuldig bleiben müssen. Man darf nämlich – abgesehen von den unterschiedlichen Anforderungen, die an die Respiratoren der diversen Beatmungszentren gestellt werden – bei allen technischen Feinheiten und Fortschritten der Konstruktion und Automation nicht vergessen, daß nur wirkliches Verständnis für das Gerät, gepaart mit dem Wissen um die Funktionsstörung des zu beatmenden Patienten, mit fortwährender Sorge um den reibungslosen Ablauf der Langzeitbeatmung und mit immerwährender, belastender Einsatzbereitschaft aller Beteiligten die Garantie dafür zu bieten imstande ist, daß man sich nicht in einer scheinbar unstörbaren Sicherheit der Automatik verliert, durch eine plötzliche prekäre Situation aufgeschreckt wird und dann natürlich der Maschine die Schuld am Versagen zu geben pflegt.

Allgemeine Schlußfolgerungen aus unserer Übersicht können aber etwa folgendermaßen postuliert werden:

1. Zeit-volumengesteuerte Geräte sind für eine kontrollierte Dauerbeatmung vorteilhaft. Wichtige Beatmungskriterien wie Volumen und Frequenz können klar eingestellt werden, geschultes Hilfspersonal kommt mit dieser Art von Geräten gut zurecht, die Kompensationsmöglichkeiten

dieser Maschinen bei pathologischer Lungenfunktion sind als gut zu bezeichnen.

2. Für die assistierte patientengesteuerte Beatmung scheinen die kleinen, wcsentlich handlicheren und druckgesteuerten Beatmungsgeräte der zweiten Gruppe gewisse Vorteile zu besitzen: sie sind gut anpassungsfähig, empfindlich, leicht transportabel und wesentlich billiger, ermöglichen zufriedenstellende Befeuchtung der Beatmungsluft und können auch zur Inhalationstherapie eingesetzt werden.

3. Das Ideal eines Respirators ist noch nicht gefunden. Es müßte die Einfachheit, Robustheit, Größe und den Preis eines kleinen Gerätes mit allen technischen Feinheiten der großen volumsgesteuerten Maschinen verbinden, müßte mit einem Computer kombiniert sein, der die Funktion des Gerätes auf der Basis von kontinuierlichen Messungen aller verfügbaren Kriterien von Gerät und Patient vollautomatisch steuert, müßte antriebsmäßig von äußeren Störungen unabhängig, leicht transportabel sowie jederzeit und an jedem Ort einsatzbereit sein. Neben dem Arzt würde damit aber auch ein Ingenieur im Stammpersonal einer Beatmungsstation unerläßlich. Im Zeitalter der Raumfahrt sollte man meinen, daß eine Lösung dieses Problems in absehbarer Zeit nicht unmöglich sein sollte.

Summary

Some of the customary ventilators were tested. The ventilators were divided into two groups: the big time-volume controlled machines and the smaller pressure respectively time controlled respirators. Investigated were the mechanisms of reversity from inspiration to exspiration and vice versa, the types of power, the patterns of ventilation, the frequencies, volumes, pressures and flows. The problems of humidification of the inspired air and the applicability of the ventilators for infants are discussed.

It is concluded that:

1. The ideal ventilator combining the advances of both groups has not been found yet.

2. Time-volume controlled machines are advantageous for controlled longterm ventilation. Significant criteria as volume and frequency can be set accurately. The ventilators can be worked without difficulty by trained personnel. These machines compensate well for pathological pulmonary conditions.

3. For assisted ventilation triggered by the patients the smaller and more handy pressure controlled respirators seem to have certain advantages. They are adaptable, susceptable, easely transportable and much less expensive. The humidification of inspired air is adequate. They can also be used for inhalation-therapy.

Literatur

1. Beaver, R. A.: Discussion on patient-triggered ventilators. Proc. Roy. Soc. Med. **54**, 797 (1961).
2. Bendixen, H. H., B. Bullwinkle, J. Hedley-Whyte, and M. B. Laver: Atelectasis and shunting during spontaneous ventilation in anesthetized patients. Anesthesiology **25**, 297 (1964).
3. Bergmann, H.: Erfahrungen mit einem neuen elektronisch gesteuerten Beatmungsgerät. Anaesthesist **12**, 209 (1963).
4. Böhme, H.: Der Einfluß künstlicher Beatmung auf die intrathorakalen Kreislaufabschnitte mit besonderer Berücksichtigung des Lungenkreislaufes. Anaesthesist **10**, 184 (1961).
5. De Kock, M. A.: The Physiology of Intermittent positive-pressure Breathing (IPPB). S. A. Med. J. 24. 9. 66, Suppl.
6. Egbert, L. D., M. B. Laver, and H. H. Bendixen: Intermittent deep breaths and compliance during anesthesia in man. Anesthesiology **24**, 57 (1963).
7. Engström, C. G.: Treatment of severe cases of respiratory paralysis by the Engström universal respirator. Brit. Med. J. **1954/2**, 666.
8. Engström, C. G. and O. P. Norlander: A new Method for Analysis of Respiratory Work by Measurements of the Actual Power as a Function of Gas Flow, Pressure and Time. Acta anaesth. Scand. **6**, 49 (1962).
9. Hill, D. W.: Recent Developments in the Design of Electronically Controlled Ventilators. Anaesthesist **15**, 234 (1966).
10. Hill, D. W. and V. Moore: The Action of Adiabatic Effects on the Compliance of an Artificial Thorax. Brit. J. Anaesth. **37**, 19 (1965).
11. Mapleson, W. W.: The Effect of Changes of Lung Characteristics on the Functioning of Automatic Ventilators. Anaesthesia **17**, 300 (1962).
12. Mapleson, W. W.: Physikalische Gesichtspunkte der automatischen Ventilation. In: Mushin, W. W., L. Rendell-Baker und P. W. Thompson: Automatische Ventilation der Lungen, pp. 38–68. Berlin: Akademie-Verlag 1962.
13. Norlander, O. P.: Functional Analysis of Force and Power of Mechanical Ventilators. Acta anaesth. Scand. **8**, 57 (1964).
14. Norlander, O. P. and C. G. Engström: Volume-controlled Respirators. Ann. N. Y. Acad. Sc. **121**, 766 (1965).
15. Schorer, R., J. Stoffregen, und N. Heisler: Assistierte Spontanatmung. Anaesthesist **15**, 113 (1966).
16. Sjöberg, A., C. G. Engström, und N. Svanborg: Diagnostika och kliniska rön vid behandling av bulbospinal poliomyelit. Nord. med. **47**, 536 (1952).
17. Watson, W. E.: Some Observations on Dynamic Lung Compliance during Intermittent Positive Pressure Respiration. Brit. J. Anaesth. **34**, 153 (1962).

Podiumsgespräch

Die Langzeitbeatmung

Leiter:

Prof. Dr. med. H. OEHMIG, Marburg

Teilnehmer:

Univ.-Doz. Dr. med. H. BERGMANN, Linz

Prof. Dr. med. A. BÜHLMANN, Zürich

Priv.-Doz. Dr. med. H. HARMS, Hamburg

Prof. Dr. med. G. HOSSLI, Zürich

Prof. Dr. med. K. HORATZ, Hamburg

Univ.-Doz. Dr. med. R. KUCHER, Wien

Prof. Dr. med. G. RODEWALD, Hamburg

Prof. Dr. med. K. WIEMERS, Freiburg/Br.

Oehmig: Meine sehr verehrten Damen, meine Herren!

Zunächst darf ich mich recht herzlich bedanken, daß mir die Leitung des Podiumsgespräches übertragen wurde.

Ich fühle mich in dieser Situation allerdings etwas ungemütlich, weil wir in Marburg in der letzten Zeit nicht allzu viele Fälle von Langzeitbeatmung hatten, persönliche Erfahrungen also kaum vorliegen. Glücklicherweise aber verfüge ich hier über ein erfahrenes Team von Helfern und Mitstreitern.

Gestatten Sie, daß ich einige kurze Vorbemerkungen mache. Was wollen wir mit einer Beatmung erzielen? Wir wollen offensichtlich einen Druck, wir wollen eine gewisse Menge Luft in die Lunge hinein- und wieder aus der Lunge herausbefördern. Wir fordern ferner pro Zeiteinheit eine gewisse Ventilation, deren Größe unsere Atemfunktion, also den Gasaustausch gewährleistet.

Ich habe Ihnen hier ein Achsenkreuz aufgezeichnet. Es ist die allen wohlbekannte Druck-Volumen-Abhängigkeits-Kurve. Um noch einmal zu rekapitulieren: Stellen Sie sich vor, Sie versuchen mittels einer Blasenspritze in einen Kanister von 5 Litern Inhalt Luft hineinzudrücken. Was passiert? Wenn über das bekannte Volumen hinaus aufgefüllt wird, stellt sich ein bestimmter Druck ein. Das alte Boyle-Mariottesche Gasgesetz! Komprimiert man eine Gasmenge auf das halbe Volumen, wird der Gasdruck doppelt so groß; erweitert man eine Gasmenge auf das doppelte Volumen, ist der Druck halb so groß. Wir haben hier also eine Druck-Volumen-Abhängigkeit.

Welches sind nun die Verhältnisse in unserer Lunge? Lunge und Thorax sind ein System, das nach beiden Seiten hin elastisch ist. Pumpen wir ein bestimmtes Volumen hinein, steigt der Druck in der Lunge auf einen bestimmten Wert an. Allerdings liegen die Verhältnisse anders als im Kanister. Von einem gewissen Grad an aber sind die elastischen Kräfte von Lunge und Thorax erschöpft, der Thorax ähnelt mehr und mehr einem starren Behälter.

Umgekehrt ist es möglich, aus einer Lunge Luft herauszusaugen – und das tun wir ja bei der Positiv/Negativ-Beatmung. Jetzt kommen wir sehr bald in einen Bereich, in dem der Druck bei dem Versuch, das Volumen herauszubefördern, stark in das Negative ansteigt. Über diese Verhältnisse müssen wir uns im klaren sein, wenn wir ganz allgemein über Beatmung sprechen.

Ein weiteres fällt auf, wenn Sie unsere Zeichnung betrachten: Die Druck-Volumen-Kurve liegt bei einem normalen Thorax nicht symmetrisch in diesem Achsenkreuz, sie reicht viel weiter ins Positive als ins Negative. Dies läßt sich aus dem Spirogramm ableiten.

Sie werden nun sagen, daß hier statische, physikalisch-technische Verhältnisse vorliegen, die man am Ende eines Exspiriums oder Inspiriums findet, wenn das Gas, das zur Beatmung dient, zur Ruhe gekommen ist; wenn also ein Druckausgleich in sämtlichen Bereichen der Lunge stattgefunden hat.

Während eines Inspiriums und eines Exspiriums sind die Verhältnisse anders. Hier geraten wir in den Fragenkomplex, der heute morgen von Herrn Bergmann durch die schematische Darstellung der Respiratorentypen zur Sprache gebracht wurde. Offensichtlich spielen also dynamische Verhältnisse eine Rolle, die dadurch zustande kommen, daß die Elastizitäten an verschiedenen Stellen der Lunge unterschiedlich und die Strömungswiderstände variabel sind. Dabei erhebt sich die Frage, wie man einen solchen Patienten beatmen soll.

Ich darf Ihnen jetzt den Versuch mit den beiden verschieden weitaufgeblasenen Luftballons zeigen, der auch von der Industrie gelegentlich im Krankenhaus demonstriert wurde. Wird der offensichtlich weiter aufgepumpte – und, wie man zunächst meinen könnte, den höheren Druck besitzende – sich in den anderen entleeren, bis beide gleich groß sind? Keinesfalls; der kleinere wird kleiner, der größere wird noch größer. Was können wir damit aussagen? Offensichtlich nichts anderes, als daß die Compliance – also dieses Druck-Volumen-Verhalten – in beiden Luftballons bzw. in der rechten und linken Lunge unterschiedlich ist. Was hat dies hinsichtlich der Beatmung für eine Bedeutung? Zunächst einmal gar keine. Beim Hineinblasen wird immer der Luftballon mit der, wie man sagt, besseren, leichteren Compliance sich mehr und der härtere mit der schlechteren Compliance sich weniger aufblähen lassen.

Nun kommt es gerade bei der Langzeitbeatmung häufig zu Strömungswiderständen, die durch die verschiedensten Ursachen hervorgerufen werden. Hierzu ein Beispiel: Ich setze mit einer Laborklemme bei dem einen der Luftballons eine Stenose. Wenn wir jetzt ganz vorsichtig und langsam beatmen, können wir diesen Luftballon, obwohl er stark stenosiert ist, ventilieren. Der andere bekommt so gut wie nichts. Wir können aber auch das Gegenteil zeigen, ohne daß an der Versuchsanordnung irgendetwas geändert wird. Wir beatmen jetzt schnell und ventilieren damit nun den nicht stenosierten Ballon. Ich glaube, daß dieser Versuch für uns u. U. von Bedeutung sein kann. Wenn wir einen Respirator verwenden, der langsam beatmet, wird sich der stenosierte Ballon füllen, wenn wir einen Respirator benützen, der plötzlich hineinpumpt, wird der nicht stenosierte Ballon ventiliert. Wer sagt Ihnen aber, welcher Abschnitt der Lunge nun tatsächlich beatmet wird?

Bevor wir die Lösung des Problemes besprechen, darf ich die Versuchsanordnung in einer physikalisch etwas einwandfreieren Form zeigen. Sie sehen hier zwei von Dräger hergestellte Übungsthoraxe, die völlig identisch sind. Bei der Ventilation bestehen gleichmäßige Ausschläge. Wenn ich rechts eine Stenose setze, macht der linke Thorax bei starker Ventilation, also bei plötzlichem Druckanstieg größere Exkursionen als der rechte. Nach dem Ohmschen Gesetz gelangt hier pro Zeiteinheit weniger Gas hinein, als in den Bereich, der den niedrigeren Strömungswiderstand hat.

Erhöhe ich jetzt die Compliance, also den elastischen Widerstand des linken Thorax, ist vorauszusehen, daß dessen Amplitude bei gleichem Druck in beiden Systemen kleiner sein wird. Das heißt, daß jetzt der rechte stärker ventiliert wird als der linke. Nun wiederhole ich den Versuch, den ich eben mit den beiden Luftballons machte. Der eine Thorax erhält eine Stenose, der andere stellt einen verhältnismäßig steifen Thorax dar. Am Ende des Inspiriums erhält der weichere Thorax, also die weichere Lunge, ein größeres Volumen. Beatme ich aber stark, dann weist der mit der härteren Compliance viel größere Amplituden auf, als der mit der Stenose.

Wir können dieses System morgen vormittag bei der Demonstration an die verschiedenen Respiratoren anschließen und die Ventilation beobachten. Hier liegt meines Erachtens ein wesentliches Problem der Beatmung im allgemeinen und der Langzeitbeatmung im besonderen. Soviel zunächst als Vorbemerkung. Herr BÜHLMANN, darf ich Sie zum Wort bitten.

Bühlmann: Ich glaube, daß das Spiel mit den Luftballons nur deshalb möglich ist, weil die Charakteristik, also die Compliance beider Ballons unterschiedlich ist. Bei gleicher Compliance aber, wie in dem Modell, ist die Stenose das Maßgebliche, und hier ist dann der langsamere Einstrom vorzuziehen. Was passiert, wenn ein stenosierter Bezirk, solange er überhaupt noch ventiliert, überbläht wird? In diesem Moment ist die Compliance des etwas überblähten Abschnittes im Vergleich zu dem normal geblähten reduziert. Wir haben dann also die Kombination von Stenose plus reduzierter Compliance. Das Gegenstück aber, der erhöhte Strömungswiderstand und die dafür kompensatorisch verbesserte Compliance, also bessere Dehnbarkeit, dürfte nur ausnahmsweise der Fall sein, z. B. beim Pneu. Allerdings tauchen dann wieder andere Probleme auf.

Oehmig: Das ist völlig verständlich. Nun besteht aber die Frage, wie sich die Compliance einzelner Alveolen der gleichen Lunge untereinander verhält. Unsere Alveolargebiete sind ja nicht gleich groß. Ist es so, daß eine größere Alveole eine weichere Compliance hat als eine kleinere, ähnlich wie bei unserem Luftballon, oder ist es nicht so? Sind Sie darüber informiert, Herr BÜHLMANN?

Bühlmann: Ich bin nicht darüber informiert. Ich würde aber sagen, daß verschieden große Alveolen eine verschiedene Compliance haben. Im Rhythmus der normalen Spontanatmung ist jede Alveole entsprechend ihrer Compliance gedehnt. Dieses Spiel wird nur dann unterbrochen, wenn sich eine Stenose bildet.

Oehmig: Würden Sie also sagen, daß bei der Spontanatmung, die ja einer Beatmung mit Druckdifferenz gleichkommt, gesunderweise auch verschiedene Lungenabschnitte verschieden ventiliert werden? Das wäre doch die logische Konsequenz.

Bühlmann: Sicher.

Oehmig: Gut. – Will das Auditorium dazu beitragen?

Bergmann: Erstens: Um möglichst jede Begriffsverwirrung von vornherein zu unterbinden, ist es gut, wenn wir uns bei der Definition des Maßes der Compliance auf bestimmte Werte im Zentimeter-Gramm-Sekunden-System festlegen und nicht von der besseren, schlechteren, härteren oder weicheren Compliance, sondern von der Erhöhung in Litern/cm H_2O sprechen. Die Verwirrungen, die entstehen könnten, sind nicht nur hier, sondern auch andernorts bekannt.

Zweitens: Für uns ist von Bedeutung, daß wir uns, bevor wir einen Patienten beatmen, über die tatsächliche Funktion der Lunge klarwerden. Ich glaube, es ist bisher in der allgemeinen chirurgisch-klinischen Praxis der Wert der spirographischen und präoperativen Untersuchung viel zu gering geachtet worden. Man sollte ihn beträchtlich häufiger in entsprechendem Ausmaß und in entsprechender Qualität mit einsetzen.

Sie können durch ein Spirogramm und durch Compliance-Messungen, die vor der Operation in relativ einfacher Form durchgeführt wurden, gewisse Aufschlüsse über die Gesamtsituation des Patienten bekommen. Wenn man obstruktive Lungenveränderungen erwarten muß oder nachweisen kann und wenn man auf Grund der gemessenen Werte annehmen darf, daß es sich hier um Veränderungen der Compliance und um Widerstandsveränderungen handelt, wird man mit entsprechenden Apparaten beatmen und um so mehr Wert darauf legen müssen, langsame Teilphasen der Atemstromkurve einzuschalten. Ist das nicht der Fall, kann man mit einem Barnet-Ventilator eine normale Lunge ausgezeichnet ventilieren. Für Lungen pathologischer Natur erscheinen andere Respiratoren günstiger.

Oehmig: Vielen Dank, Herr BERGMANN. Ich bin durchaus Ihrer Meinung, daß man die Compliance mit Maß und Zahl messen soll. Für uns Allgemeinpraktiker jedoch, die täglich mit Atemgeräten umgehen, ist es einfacher zu sagen, man beatmet einen weichen Thorax, bei dem man wenig Druck, wenig Kraft in der Hand braucht, um ein gewisses Volumen hineinzubringen, als wenn man in Liter/cm H_2O definiert. Hinsichtlich der spirographischen Voruntersuchung möchte ich zu bedenken geben: Sind diese Untersuchungen nicht doch recht global? Sie sagen lediglich über die gesamte Lungensituation, nicht aber über Teilfunktionen und Teilelastizitäten in unterschiedlichen Abschnitten aus. Bin ich da richtig orientiert?

Bergmann: Das ist richtig, aber die Globalfunktion gibt zweifellos mehr Aufschluß als keine Funktionsuntersuchung.

Oehmig: Sie sagt uns aber nicht, auf welche Art und Weise man diesen speziellen Patienten – und es handelt sich bei uns ja immer um den Patienten XY – nun gerade beatmen soll.

Bergmann: Es ergeben sich praktisch lediglich zwei Wege. Entweder Sie verwenden eine Maschine mit dem entsprechend langsamen Anstieg, dann haben Sie die Möglichkeit, sowohl die Alveolen mit veränderter Situation als auch die Alveolen mit normaler Situation gut zu belüften. Oder Sie verwenden Maschinen, wo dieser langsame Anstieg der Stromkurve nicht vorhanden ist, dann wird die zu belüftende pathologische Alveole schlecht abschneiden. Und diese zwei Möglichkeiten kann man mit Sicherheit aus der Globalfunktion differenzieren.

Oehmig: Nun, man könnte darüber noch einiges sagen, ich glaube aber, wir sollten jetzt zum nächsten Punkt übergehen.

Herr BÜHLMANN sagte heute, daß die getriggerte, also die assistierte Beatmung durch ein Gerät für die Langzeitbeatmung weniger geeignet wäre. Habe ich Sie richtig verstanden?

Bühlmann: Ich glaube, daß derartige globale Behauptungen nicht angewandt werden dürfen. Man sollte nicht prinzipiell ein System ablehnen, wenn man „Langzeitbeatmung" so ungenügend definiert hat. Wir selbst haben wenig Erfahrung. Über Wochen und Monate arbeitet praktisch immer der Engström. Wir haben nie mit dem „Poliomat" oder mit ähnlichen Systemen beatmet. Wir haben z. B. eine Poliomyelitis-Patientin, die vollkommen gelähmt ist – sie kann nur den Kopf bewegen – und praktisch immer am Engström hängt. In den Garten aber kommt sie mit einem Bird, der ihr übrigens von einer wohltätigen Institution geschenkt wurde. Mit dem Engström kann man nicht in den Garten gehen; die Patientin aber geht mit dem Bird in den Garten, in den Zirkus und ins Kino. Also ist eine solche Beatmungsweise möglich und kann nicht grundsätzlich abgelehnt werden.

Oehmig: Dann habe ich Sie vorhin mißverstanden.

Ist es aber so – ich frage wiederum die Atemphysiologen – daß eine assistierte Beatmung, die über einen triggerfähigen Respirator vorgenommen wird, hinsichtlich der Blutgase der normalen Atmung zumindest näherkommt als eine Zwangsbeatmung, bei der irgendwelche Werte mechanisch eingestellt werden? Kann man darüber etwas sagen?

Bühlmann: In der Anfangsphase, in der ersten Woche, evtl. noch während der ersten 10 Tage haben wir einige Erfahrungen gesammelt. Bei dieser Gruppe corpulmonaler obstruktiver Emphyseme, die ja nicht ganz bei Bewußtsein, aber auch nicht narkotisiert sind, haben wir natürlich hin und wieder Schwierigkeiten mit der kompletten Beatmung. Wir versuchen dann mit dem Pulmomat oder mit einem entsprechenden System nachzuhelfen; insbesondere auch, wenn die großen Apparaturen besetzt sind.

Die Möglichkeit besteht also, für die Überwachung und für die Routine aber ist es etwas schwieriger, wenn nicht dauernd jemand darauf achtet, daß alles funktioniert. Der komplette große Apparat dagegen bildet eine hohe Sicherheitsquote. Unsere Erfahrung ist nun, daß diese Patientenkategorie – also obstruktive Emphyseme – sich nach 1 bis 2 Wochen ohne weiteres an den fixen Rhythmus mit der eingestellten Frequenz von 16 oder 18 gewöhnt hat und nicht mehr dagegenatmet. Man muß nicht mehr zusätzlich sedieren, um die Beatmung durchführen zu können. Die anderen Fälle, z. B. Polyradiculoneuritis etc. sind an einer Atemlähmung erkrankt und stellen keine Probleme dar.

Oehmig: Ich glaube, daß sich die Patienten mit der Zeit an den Rhythmus einer Maschine gewöhnen. Meine Frage ist folgende: Kann ein Kranker, der sich selbst triggert, der sich also selbst die assistierte Beatmung zudiktiert, über seinen Atemimpuls z. B. seinen pCO_2 innerhalb einigermaßen vernünftiger Grenzen halten? Ich habe darüber keine Erfahrungen.

Bühlmann: Ich glaube, daß dies möglich ist, die Erfahrungen sind allgemein allerdings nicht allzu groß.

Oehmig: Das Thema des heutigen Tages ist „Langzeitbeatmung". Ich wurde vorhin gefragt, was die exakte Definition sei. Man spricht von „Dauerbeatmung", von „Langzeitbeatmung" und von „langer Narkosebeatmung". Ist jemand von Ihnen vielleicht so freundlich und zeigt uns, wo die Grenzen liegen und wie die genaue Definition – falls es eine gibt – lautet?

Wiemers: 12 Stunden Beatmungsdauer sind, zumindest für den angloamerikanischen Bereich, als „Langzeitbeatmung" festgehalten worden.

Oehmig: Sie meinen, daß eine „Langzeitbeatmung" besteht, wenn länger als 12 Stunden beatmet wird.

Wiemers: Ja.

Oehmig: Und der Begriff der „Dauerbeatmung" – ist der identisch mit „Langzeitbeatmung"?

Wiemers: Das würde ich meinen. Ich glaube jedoch, es ist im Moment weniger wichtig, daß man sich auf eine bestimmte Definition einigt, als daß jeder, der Statistiken veröffentlicht, angibt, nach welchen Gesichtspunkten er ausgesucht hat. Ich nahm bei meinen Fällen alle Patienten, die außerhalb der Narkose über einen Tag und länger beatmet worden sind, aber auch – allerdings zahlenmäßig nicht sehr viele – solche, die in direktem Anschluß an die Operation bis zum nächsten Tag, in einigen Fällen auch nur bis zum Abend, beatmet wurden. Letztere würden also nach der Definition nicht darunter fallen, hinsichtlich der durchschnittlichen Beatmungsdauer von 6 bis 7 Tagen pro Fall aber dürften sie zahlenmäßig keine zu große Rolle gespielt haben. Immerhin glaube ich, daß die Indikation zu solcher postoperativen Beatmung noch zunehmen wird und daß es in vielen Fällen zweckmäßig ist, den Patienten noch einen halben oder einen Tag im Anschluß an die Operation über den Tubus zu beatmen. Wenn daher der Anteil solcher Patienten am Beatmungsgut zunimmt, dann wird es notwendig sein, in der Statistik zwischen dieser prophylaktischen stundenweisen postoperativen Beatmung und der eigentlichen Langzeitbeatmung, die nach 12 Stunden erst beginnt, genauer zu unterscheiden.

Bergmann: Ich glaube, die Tendenz zur forcierten postoperativen Beatmung bringt ein Problem mit sich, dem wir näherrücken müssen. Wir müssen die Operateure davon überzeugen, daß eine postoperative Beatmung nicht auf einen Fehler der Anaesthesie zurückzuführen ist, sondern daß wir dem Patienten etwas zusätzlich Gutes tun, das es früher nicht gegeben hat.

Oehmig: Vielen Dank, Herr BERGMANN. Ich glaube, das war eine sehr wichtige Klarstellung, die wir alle beherzigen sollten.

Zu der Bemerkung von Herrn WIEMERS, daß man mehr und mehr zu der postoperativen, länger dauernden Beatmung kommt, möchte ich nun gerne fragen: Aus welchen Kriterien kann man folgern, welcher Patient beatmet und welcher nicht beatmet werden muß? Dieses Problem ist heute morgen schon in einem Referat angeklungen; ich bin jedoch noch nicht ganz zufrieden. Der sechste Sinn oder das klinische Empfinden ist nicht jedem gegeben. Gibt es, abgesehen von den blutgasanalytischen Werten, deren Bedeutung heute morgen übrigens etwas in Frage gestellt wurde, irgendwelche Kriterien, die zusätzliche Informationen über die Notwendigkeit postoperativer Beatmung geben?

Wiemers: Ich meine, die Blutgase sind das beste objektive Kriterium, und es darf nicht so aufgefaßt werden, als hätte man das abgelehnt.

Oehmig: Irgend jemand sagte heute morgen in seinem Referat, daß man, selbst wenn die Blutgaswerte ziemlich im Normbereich liegen, beatmen sollte.

Wiemers: Wenn die Prognose eine entsprechende ist, d. h. wenn es sich z. B. um Thoraxverletzungen älterer Leute handelt, sollte man beatmen. Hier ist zu erwarten, daß in den nächsten Tagen eine Verschlechterung eintritt. Immer wieder überraschend ist, daß sich die Kranken zunächst in einem guten klinischen Zustand befinden. Erst am dritten, vierten oder fünften Tag wird der Allgemeinzustand schlechter und am sechsten, siebenten sterben sie. Während der späteren Tage ist mit einer Beatmung nichts mehr zu retten, weil die schweren Lungenveränderungen wie Pneumonie, hypoxischer Schaden oder Acidose u. dgl. schon vorhanden sind. Hier kommt es also darauf an, rechtzeitig mit der Beatmung einzusetzen, auch dann, wenn die Blutgaswerte nicht sehr stark verändert sind.

Im übrigen habe ich ausdrücklich darauf aufmerksam gemacht, daß in Fällen, die klinisch gar nicht so schlecht erscheinen, u. U. schon ganz erhebliche arterielle Untersättigungen, vor allen Dingen Erniedrigungen von PO_2 vorliegen können. Das PCO_2 allerdings ist allein nicht maßgebend. Ich bin der Überzeugung, daß lediglich die Messung des Atemminutenvolumens nicht weiterhilft, sondern daß auch die Sättigungsbestimmungen und die Sauerstoffspannung ermittelt werden sollten. In Zweifelsfällen benötigt man sie ganz bestimmt. Darüber hinaus gibt es aber Fälle, bei denen der klinische Blick allein schon sagt, daß hier eine Dauerbeatmung angezeigt ist.

Ich habe erwähnt, daß bei geringem oder bei fehlendem bronchologischen Befund und auch bei relativ geringen Abweichungen der Blutgaswerte z. B. eine paradoxe Atmung, eine Einziehung des Sternums bei der Inspiration u. dgl. vorliegen können. Auch diese Fälle sollten zur sofortigen Dauerbeatmung veranlassen.

Ein weiteres Problem ist die Indikation zur Tracheotomie. Von den in diesem Jahr zusammengestellten 135 Fällen, die ich zitierte, wurden etwa 50 % tracheotomiert, d. h., daß wir 50 % lediglich über den Tubus beatmeten. Die Beatmungsdauer der letzteren Fälle war unterschiedlich. Bei schwersten Unfällen beatmeten wir zunächst prinzipiell über den Tubus, einmal, weil die sofortige Intubation als augenblickliche Maßnahme erforderlich ist, zweitens unter dem Gesichtspunkt, daß der Patient mit großer Wahrscheinlichkeit den nächsten oder übernächsten Tag nicht mehr überlebt. Es wäre ein vergeblicher Arbeitsaufwand und eine unnütze zusätzliche Gefährdung für den Kranken, wenn man ihn tracheotomierte.

Tetanus-Patienten wieder z. B. tracheotomieren wir sofort, da wir ohnehin wissen, daß eine Beatmungsdauer von drei bis vier Wochen erforderlich ist. Bei den postoperativen Fällen, vor allem bei Kindern dehnen wir die Beatmung über den Tubus unter Umständen ziemlich lange aus. Abschließend sei betont: ich sagte vorhin nicht, daß man den Patienten unter Vernachlässigung der Blutgaswerte nur um des klinischen Bildes willen an ein Beatmungsgerät hängen, sondern daß man ihn trotz der normal erscheinenden Blutgaswerte beatmen sollte.

Auditorium: Was gehört denn zum klinischen Bild?

Wiemers: Zum klinischen Bild gehören das Schwitzen, die Hyperventilation, die sichtbare Cyanose und der Temperaturanstieg als Ausgleich einer Kreislauf- und Ateminsuffizienz.

Hossli: Ich sehe den Wert der Diskussion über die Definition „Dauerbeatmung", „Langzeitbeatmung", „Narkosebeatmung" u. dgl. nicht recht ein. Die Definition wird uns meines Erachtens nach nicht gelingen oder umfaßt lediglich organisatorisch-technische Belange. Atemphysiologisch ist meines Erachtens nach keine Definition möglich. Es könnte höchstens ein Unterschied zwischen einer sogenannten „Notbeatmung" und allen anderen Beatmungsformen bestehen.

Bei der Behandlung einer Hypoxie kümmert man sich nicht um Ateminsuffizienz oder -Insuffizienzwerte, sondern um die akute Behebung der Hypoxie, für die uns nur kurze Zeit zur Verfügung steht. Alle anderen Beatmungsformen während und in der Narkose oder bei medizinischen Fällen stellen atemphysiologisch die gleichen Anforderungen und sind infolgedessen genau so zu behandeln, nämlich grundsätzlich atemphysiologisch. Die Einteilung in „Dauerbeatmung" usw. ist also meines Erachtens nach nur eine organisatorisch-technische.

Deswegen finde ich auch die Diskussion, ob nun getriggerte Atmung, ob Tracheotomie usw. an dieser Stelle des Podiumsgespräches, wo wir vor allem über Atemphysiologie, über Pathophysiologie und das Wie der Beatmung sprechen, weniger wichtig. Ich finde, man sollte sich darüber klar werden, ob man dem Pat. wirklich Atemarbeit abnimmt und wieweit man ihn unterstützen kann. Weiterhin ist wichtig, welche Beatmungsdruckkurven und Druckwerte bei pathologischen Verhältnissen noch physiologisch sind und welche nicht. Ich sehe es also z. B. absolut nicht ein, warum die getriggerte Beatmung, ausgenommen bei corpulmonalen und bei ambulanten Patienten in der Klinik irgendeinen Wert haben sollte.

Derjenige, der eine Ateminsuffizienz hat – und diese ist atemphysiologisch genau zu definieren – ist so physiologisch als möglich zu beatmen. Die Indikation besteht. Warum will man probieren, ob er trotz seiner Ateminsuffizienz noch ein Gerät steuern kann?

Wiemers: Herr Hossli, so ganz recht kann ich Ihnen nicht geben. Ich stimme mit Ihnen darin überein, daß eine Ateminsuffizienz selbstverständlich sofort beatmet werden muß und zwar nicht getriggert, sondern mit dem Respirator. Wir haben aber schließlich ein großes Krankengut. Ich denke z. B. an die Tetanuspatienten. Wie schwierig ist hier die Frage, wann und wie der Kranke „abzuhängen" ist. Den Engström halte ich z. B. zur Testung für ungeeignet. Ich nehme lieber einen Bird oder Bennet, um zu sehen, welche Eigenleistung der Patient aufbringen kann und gehe dann wieder stundenweise zum Engström über. Wenn ich den Patienten mit dem Triggersystem beatme, kann ich es wagen, ihn unter laufender Kontrolle der Gasanalysen auch stundenweise abzuhängen. Ich glaube, ganz können wir den Trigger nicht aufgeben.

An sich gebe ich Ihnen recht, daß eine Einteilung hinsichtlich der Dauer hier nicht unbedingt erörtert werden muß. Wenn aber statistische Berichte über Komplikationsraten, z. B. über die Prozentzahl der Komplikationen bei Tracheotomie oder durch Trachealulcera erstellt werden, muß die mittlere Beatmungsdauer dieses Beobachtungsgutes unbedingt dazu angegeben werden. Es ist klar, daß die Komplikationen nach Tracheotomien erheblich größer sind, wenn 6 bis 8 Wochen lang beatmet wird.

Ich habe mit der Triggerung selbst keine große Erfahrung. Trotzdem möchte ich auf einen wichtigen Gesichtspunkt hinweisen: Patienten mit einer Dyspnoe sind einem frequenzfixierten Apparat oft schwer anzupassen. Es gelingt manchmal nur, wenn man sie erheblich sediert – wir nehmen dazu Thalamonal oder Fentanyl – oder relaxiert. In beiden Fällen ist dann aber das Abhusten und damit die Möglichkeit zur Selbstreinigung des Tracheobronchialraumes erheblich vermindert. Aus diesem Grunde lassen wir einen mittelschweren Tetanus spontan atmen, wenn es von seiten der Blutgaswerte vertretbar ist. Wenn man ihn dann nämlich durch die Trachealkanüle absaugt, hustet er mit und kann damit seine peripheren Bronchien besser reinigen, als wenn wir ihn zum Zweck der frequenzfixierten Atmung am Engström relaxieren müssen. Ich glaube, daß das nicht ganz ohne Bedeutung ist.

Rodewald: Ich möchte zu dieser Beatmungsindikation von Herrn WIEMERS noch etwas sagen. Wenn wir zugeben, daß bei nicht viel veränderten oder sogar normalen Blutgaswerten eine Indikation zur Belüftung bestehen kann, müssen wir auch zugeben, daß wir hier doch auf den klinischen Blick, also unsere eigene und die Erfahrung anderer angewiesen sind. Und es ist sicher, daß ein Patient, der dyspnoisch ist und nach Luft ringt, dabei aber normale Blutgaswerte hat, hier Kräfte in seine Atmung investieren muß, die seine Möglichkeiten überschreiten. Solche Kranken gehören zweifellos an einen Respirator. Die prophylaktische Beatmung ist trotzdem eine sehr schwierige Frage, weil wir das Risiko einer Tracheotomie und einer Infektion hoch einschätzen und in der Auswahl vorsichtig sind.

Ein anderer Punkt, den wir schon öfter zitiert haben, den man aber vielleicht noch einmal erwähnen sollte, ist das niedrige Herzminutenvolumen, das sich der Analyse auf der arteriellen Seite entzieht. Häufig findet man bei solchen Patienten, die dyspnoisch sind, erniedrigte arterielle Kohlensäuredrücke. Stellt man venöse Untersuchungen an, dann erhält man eine Sättigung von 45 bis 50 statt von normalerweise 70 bis 75 %. Die Dyspnoe erklärt sich also ohne Mühe als Folge einer Gewebshypoxie. Auch diese Kranken beatmen wir, und zwar einmal um ihnen Atemarbeit abzunehmen, zum anderen aus der Vorstellung heraus, daß wir von der arteriellen Seite aus mehr Sauerstoff ins Blut bekommen und damit auch die venöse Seite erhöhen. Man muß sich allerdings darüber im klaren sein, daß dies vom klinischen Bild abhängig ist und nicht ohne weiteres nur aus arteriellen Blutgasanalysen geschlossen werden kann.

Oehmig: In diesem Zusammenhang eine Frage: Könnte man aus der venösen Sättigung Rückschlüsse ziehen, d. h. ein Kriterium gewinnen, um sagen zu können, daß dieser Patient beatmet werden muß, obwohl die arteriellen Werte in der Norm liegen?

Rodewald: Für uns spielt die venöse Sättigungsbestimmung bei Schwerkranken und bei Herzpatienten eine große Rolle. Wir richten uns in der Applikation von Sauerstoff durchaus nach den venösen Werten. Natürlich bemühen wir uns auch, mit Digitalis und anderen Mitteln die Herzleistung aufrecht zu erhalten oder zu steigern. Von der Außenluftatmung über die Sauerstoffinsufflation durch die Nase und Maskenatmung kommen wir auf die Intubation und Beatmung mit reinem Sauerstoff, schließlich auf die Dauerbeatmung dieser Kranken. Es ist durchaus möglich, daß wir jemanden einfach deshalb belüften, weil er auf der venösen Seite mit seiner Sättigung nicht ansteigt. Sicherlich ist Belüftung zwar keine Therapie eines zu niedrigen Herzzeitvolumens, immerhin aber ein Hilfsmittel für diese Behandlung.

Ich glaube, ich habe ein Diapositiv, das die Verhältnisse klärt. Sie sehen, die arteriellen Werte sind hier ganz normal, sie liegen um 90 % Sättigung und es besteht kein Anlaß, sich sonderlich zu beunruhigen. Der Kohlensäuredruck ist im Mittel eher erniedrigt. Wir sehen aber, daß die venöse Sättigung teilweise abenteuerliche Werte aufweist. Das also entzieht sich unserer Aufmerksamkeit und unserer Kenntnis, wenn wir nur auf der arteriellen Seite analysieren. Sie sehen, daß die Patientin teilweise mit dem Engström beatmet wurde – z. B. am 2. Tag – obwohl die Werte auf der arteriellen Seite praktisch normal waren.

Oehmig: Das habe ich ja vorhin gesagt. Natürlich kann man nicht, das hören wir immer wieder, nur aus peripheren Venen abnehmen. Man sollte auch den Herzkatheter anlegen. Unter Röntgenkontrolle ist es nicht schwierig, den Katheter an die richtige Stelle zu placieren. Er sollte nicht am Sinus coronarius, sondern an der Grenze vom oberen zum mittleren Drittel liegen. Bei offenem Thorax kann man selbstverständlich mit dem Finger austasten.

Oehmig: Vielen Dank, Herr RODEWALD. Zu Herrn Kollegen HOSSLI: Natürlich hat es rein praktische Gründe, wenn man von „Langzeitbeatmung" und „Kurzzeitbeatmung" spricht. Wir müssen uns aber darüber klar sein, daß jede Art der künstlichen Ventilation, so gut wir sie auch durchführen, unphysiologisch ist. Und deshalb sollte man so kurz als nur irgend möglich beatmen. Gehe ich mit Ihnen konform?

Hossli: Ja, ich sagte genau dasselbe, und deshalb sollte sich die Definition darum bemühen, festzustellen, was so wenig unphysiologisch als möglich ist.

Oehmig: Ist nicht dieses Bewußtsein, daß die Beatmung unphysiologisch ist, einer der Gründe, bei manchen Patienten eine Beatmung zu vermeiden, z. B. nach Operationen von Mitralvitien, bei denen eine pulmonale Hypertonie bestand. Bedeutet hier postoperative Beatmung nicht eine zusätzliche Belastung für das rechte Herz? Vielleicht kann Herr BÜHLMANN etwas dazu sagen? Ich möchte in dem Zusammenhang noch fragen: Starben die vorhin erwähnten Patienten mit Herzinsuffizienzzuständen an Rechtsinsuffizienz?

Bühlmann: Wenn man von den Embolien absieht, die natürlich auch einen Herzstillstand verursachen, sind es immer einfache Herzstillstände. Die Reanimation hatte nur während einiger Minuten Erfolg. Klinisch besteht eine Rechts- und Links-Insuffizienz, also sicher ein Versagen beider Ventrikel. Meines Wissens haben wir während der Beatmung nie eine reine Linksinsuffizienz, also z. B. ein akutes Lungenödem verloren. Es bedarf dazu schon einer Schädigung des ganzen Herzens.

Nun muß ich Herrn HOSSLI noch etwas widersprechen. Ihrer Meinung nach benötigt man zur Beatmung – gleich, ob sie stunden- oder wochenlang durchgeführt wird – das Optimum, das an Apparaturen zur Verfügung steht und noch gebaut werden kann. Trotzdem besteht, wenn man die

Applikation der Beatmung in den Vordergrund der Diskussion stellt, ein gewisser Unterschied, weil man während der Operation, postoperativ und in anderen akuten Phasen nicht die gleichen Verhältnisse wie bei Patienten, die schon wochenlang wach sind, voraussetzen darf. Dann nämlich haben sie in der Regel kein Fieber, keine großen Wunden u. dgl. mehr. Mit anderen Worten: Nicht die Indikation zur Beatmung ändert sich zwischen sofort und später, sondern die Form der Beatmung, also Ventilationsvolumen, Überdruck, Wechseldruck usw. Wenn Sie prophylaktische Indikationen stellen, betrifft dies ja ohnehin nur die erste Phase nach der Operation. Das gleiche gilt schließlich auch für die Indikation zur Tracheotomie. Wenn wir Patienten mit einem obstruktiven Emphysem, die aus irgendeinem Grund operiert werden müssen, schon von vornherein tracheotomieren, hat dieser Entschluß mit Langzeitbeatmung nichts mehr zu tun; man führt den Eingriff aus klinischem Ermessen, aus Erfahrung aus. Derartiges gehört, glaube ich, nicht mehr zur Diskussion des Beatmungstypes.

Wiemers: Ich möchte zunächst noch einmal unterstreichen, was Herr RODEWALD sagte. Es bezog sich hauptsächlich auf die operierten Herzen. Hier mag auch der Einwand, daß die Beatmung in manchen Fällen wegen der erhöhten Belastung des rechten Herzens ungünstig sein kann, angebracht sein. Dieser Einwand trifft aber auf eine andere Form der Kreislaufinsuffizienz, und zwar die Schockfälle, sicher nicht zu. Denn hier ist der Nutzen der Dauerbeatmung oft sehr groß. Ich möchte auch auf Ileus- und Peritonitis-Fälle und auf Patienten mit Fettembolie und Verbrennungsschock hinweisen. Dies sind Fälle, die oft in kürzester Zeit ganz erstaunlich gebessert werden können, wenn man ihnen die Last der Spontanatmung abnimmt, sie also mit dem Respirator beatmet. Sicher sind diese Fälle kein allzu dankbares Gebiet, denn die Prognose hängt selbstverständlich letzten Endes davon ab, ob die Peritonitis und der Ileus chirurgisch beherrscht werden können, ob der Körper mit der Erkrankung fertig wird. Wenn dafür aber überhaupt eine Chance gegeben ist, dann wird sie durch die Dauerbeatmung ganz erheblich verbessert. Wir haben inzwischen eine ganze Reihe solcher Patienten mit schwersten abdominellen Komplikationen, die allein der Tatsache ihr Leben verdanken, daß man sie an den Respirator anschloß und oft über mehrere Wochen beatmete.

Oehmig: Vielen Dank, Herr WIEMERS.

Zu beachten wäre noch, daß bei diesen Patienten auch der Säure-Basen-Haushalt stark verändert ist. Es sind also Blutgaskontrollen hinsichtlich des pH, des Standard-Bicarbonat und des Basenüberschusses vorzunehmen, damit der Ausgleich einer metabolischen Acidose oder Alkalose mit der Korrektur der respiratorischen Werte Hand in Hand geht.

Bergmann: Die Aussichten für die Zukunft sind erschreckend. Sie haben heute bezüglich des Pflegepersonals entsprechende Zahlen von Herrn

RODEWALD gehört. Die Belastung der Ärzte allgemein wurde als gerade noch tragbar bezeichnet. Wir scheuen gewiß keine Verantwortung und gewiß keinen Einsatz. Aber wenn wir uns in Zukunft darauf einlassen wollen, diese Indikationen, die jetzt angedeutet wurden, mehr und mehr in die Respiratorbehandlung mit einzubeziehen, müssen wir meines Erachtens nach andere Abteilungen des Krankenhauses schließen, um Pflegepersonal für unsere Zwecke zu erhalten! Für uns selbst aber müssen wir den 40-Stunden-Tag erfinden, damit wir unserer Arbeitsbelastung gerecht werden.

Rodewald: Ich muß die Indikation zur Langzeitbeatmung noch etwas erweitern. Es ist unter den gegebenen Voraussetzungen und Möglichkeiten, die wir hinsichtlich der Respiratorbehandlung bereits besitzen, nicht mehr vertretbar, eine Hämodialyse ohne eine gleichzeitige derartige Behandlung durchzuführen. Indikationen sind auch auf allen Gebieten der Intoxikation gegeben, denn Sauerstoffmangel erleidet nicht nur das Gehirn, das ihn uns durch Bewußtlosigkeit demonstriert, sondern auch die Leber, die Niere und die quergestreifte Muskulatur. Vom Stoffwechsel her gesehen scheinen also die Intoxikationen in erster Linie eine Indikation für die Langzeitbeatmung zu werden.

Noch etwas von allgemeinem Interesse: Wir werden in Hamburg, dank der Aktivität unserer Kinderklinik, von Säuglingen mit Herzfehlern geradezu überflutet. Sie kommen oft in einem sehr schlechten Allgemeinzustand zu uns. In der Operation sieht man das letzte Mittel, ihnen zu helfen. Diese Patienten werden in der Kinderklinik wiederholt gasanalysiert. Man richtet dort alles Augenmerk auf die metabolische Acidose und gibt ihnen, was sicher nicht immer richtig ist, Unmengen von Medikamenten, um sie zu kompensieren. Wir haben jetzt, nach englischem Vorbild, angefangen, diese Kinder über 2–3 Tage zu belüften und versuchen sie so aus ihrem schlechten Zustand herauszubekommen. Unsere Erfahrungen sind gut. Ich glaube, das dürfte ganz allgemein für Säuglings- und Kinderchirurgie von Interesse sein.

Oehmig: Das Stichwort für Kinderbeatmung ist gefallen. Frau Dr. SCHWEDER aus Bremen bat mich, ein paar Worte zu diesem Thema der Diskussion sprechen zu dürfen.

Schweder: Meine Damen und Herren, die Probleme bei der Dauerbeatmung von Neugeborenen sind sehr vielfältig und beschränken sich durchaus nicht nur auf bloße Verkleinerung des Volumens im entsprechenden Verhältnis von Erwachsenen. Die Angaben der Lehrbücher über Kinderheilkunde über das Atemvolumen der Neugeborenen beziehen sich auf ausgetragene, normalgewichtige und gesunde Kinder.

Diese Voraussetzungen sind bei den Patienten, die eine Dauerbeatmung nötig haben, in der Regel nicht gegeben. Hier bestehen sehr häufig pathologische Veränderungen im Bereich des Respirationstraktes, wie Atelektasen, Pneumonien, Mißbildungen der Atemwege oder Folgen chirurgischer Maßnahmen im Thoraxgebiet. Nicht selten sind es untergewichtige oder frühgeborene Kinder.

Dazu kommen weitere Gesichtspunkte. Die Neugeborenenlunge ist nach der Geburt nicht gleich ganz entfaltet. Dieser Vorgang zieht sich nach Angaben der pädiatrischen Lehrbücher über mehrere Tage verschieden lang hin. Das heißt also, daß wir geringere Reserven voraussetzen müssen. Tatsächlich sieht man, wenn man viele Narkosen am offenen Thorax der Neugeborenen macht, nicht selten erhebliche Atelektasebezirke, die sich bei einer vorangegangenen Röntgenuntersuchung nicht dargestellt haben, sich vielleicht manchmal eben vermuten lassen.

Solche Atelektasen bedeuten ebenso wie Pneumonien, die gerade bei chirurgischen Patienten als Folge von Aspirationen vorkommen, einen oft recht erheblichen Verlust an Atemvolumen, der bei offenem Thorax nur annähernd und bei geschlossenem Thorax überhaupt nicht zu bestimmen ist.

Noch schwieriger ist die Situation bei großen Lungenzysten oder bei Zystenlungen. Dies nicht zuletzt deswegen, weil nicht feststellbar ist, ob eine Verbindung zum Bronchialsystem besteht oder nicht und wenn ja, ob die Verbindung einen Ventilmechanismus hat.

Schwer zu beurteilen ist auch das Atemvolumen bei Zwerchfellhernien, weil man in der Regel nicht weiß, ob in der betroffenen Thoraxseite die Lunge mechanisch komprimiert oder hypoplastisch oder überhaupt nicht angelegt ist. Jede Einschränkung des Atemvolumens aber muß berücksichtigt werden, weil es sonst sehr leicht zu einer Überblähung der übrigen Lungenanteile mit allen bekannten katastrophalen Folgen kommt.

Nehmen wir an, wir haben einen Atelektasebezirk und in den Luftwegen einen kleinen Schleimpfropf, wie es bei Kindern häufig vorkommt, denn die Neugeborenen husten in der Regel in den ersten Tagen nichts ab. Jetzt beatme ich in der Absicht, diese Atelektase zu beseitigen, so wie ich es vom Erwachsenen gewöhnt bin, mit etwas erhöhtem Druck. Was passiert? Nicht das, was Sie erwartet haben, sondern dieser Schleimpfropf setzt sich vor die gesunde Alveole, die Beatmung erfolgt dann im Bronchus. Wir haben schon erlebt, daß Neugeborene wegen ihrer Cyanose während drei und vier Tagen beatmet wurden, dann ad exitum kamen und die Schwimmprobe ihrer Lunge negativ war, d. h. wir hatten die Lunge überhaupt nicht ventililiert; alle Luft beharrte im Bronchialsystem.

Um diese Gefahr besonders deutlich zu machen, möchte ich erwähnen, daß wir bei vielen Patienten schon bei der Eröffnung des Thorax, ohne daß eine Beatmung durch den Anaesthesisten stattgefunden hatte, Emphysemblasen bemerkten, deren Herkunft und Entstehung nicht erklärbar waren. Es muß also angenommen werden, daß solche Blasen auch bei anderen Neugeborenen vorkommen können. Diese Dystelektasen in der Lunge der Neugeborenen, d. h. Atelektasenbezirke neben Emphysemblasen, beobachteten wir häufig. Die Entscheidung über das notwendige Atemvolumen eines solchen Patienten ist dadurch sehr erschwert.

Weitere Fehlerquellen ergeben sich aus dem zur Anwendung kommenden Apparat und seinem Zubehör. Das Mitatmen des Systems läßt sich durch Verwendung unelastischer Schläuche weitgehend einschränken, aber nicht immer ganz vermeiden. An den Kontaktstellen entstehen kleine Lecks und der Trachealtubus ist meistens auch nicht dicht. So resultiert ein Verlust, der zwar bei jedem Gerät einigermaßen konstant ist, aber nicht unbeachtet gelassen werden kann. In Anbetracht des geringen Gesamtvolumens des Patienten sind auch solche Fehler bei der Dauerbeatmung von erheblicher Bedeutung.

Die Probleme sind beim Neugeborenen ganz besonders schwierig, weil die Überwachungsmöglichkeiten sehr gering sind. Zum Beispiel entfällt die fortlaufende Blutgasanalyse. Eine kaum erfaßbare Gefahrenquelle liegt im Patienten selbst. Die Neugeborenenlunge kann sich sehr schnell verändern. Plötzlich entstehen Atelektasen, die manchmal sogar röntgenologisch darstellbar sind. Sie können ebenso plötzlich wieder verschwinden, am nächsten Tag wieder erscheinen oder an einer anderen Stelle auftreten. Abnorme Abgänge der Lappenbronchien erwähne ich nur am Rande.

Es genügt also nicht, einmal einen Wert zu ermitteln, der dem im Augenblick aktuellen Atemvolumen des Kindes entspricht. Vielmehr muß der Patient ständig unter Aufsicht bleiben und das Atemvolumen der jeweiligen Situation entsprechend nachkorrigiert werden. Die Entscheidung über die erforderliche Atemfrequenz ist nicht minder schwierig. Neugeborene atmen meistens nur im Schlaf regelmäßig. Im Wachzustand wechseln Atemtiefe und Frequenz erheblich. Im allgemeinen ist die Frequenz im Schnitt so hoch, daß sie einer apparativen Beatmung nicht zugrunde gelegt werden kann, weil die Geräte sich dem gar nicht anpassen.

Wir verfahren in Bremen nach dem Rat von SVENSON, der empfiehlt, die geringste mögliche Frequenz zu wählen, um eine gewisse Verweildauer der Atemgase nach der Inspiration zu garantieren und dadurch einen besseren Gasaustausch in der Lunge zu ermöglichen. Dabei kann man beobachten, daß die Patienten neben dem Rhythmus des Apparates zusätzliche Atembewegungen machen. Sie hören auf, wenn die Sauerstoffsättigung ausreichend ist und sich das innere Milieu des Kranken durch Abatmen der CO_2 wieder zu normalisieren beginnt.

Während dieser Zeit sind häufige Kontrollen des Blut-pH notwendig. Steigt das Blut-pH nicht an, wurde entweder die Frequenz oder das Volumen zu klein gewählt. Wenn beides angemessen erscheint, bedeutet das Ausbleiben des Erfolges, daß nicht mehr genügend Atemfläche vorhanden ist. Dann ist gewöhnlich mit Beatmungsmaßnahmen allein die Acidose nicht mehr zu beseitigen. Weiteres Absinken des pH-Wertes bei fortgesetzter Beatmung bedeutet, daß die pneumonischen Prozesse sich ausdehnen oder die Atelektasen zunehmen und das gasaustauschfähige Gewebe reduziert wird. Die Überlebenschancen sinken damit erheblich.

Handelt es sich um Atelektasen, kann man versuchen, diese durch isolierte Intubation des betroffenen Lappenbronchus zu beseitigen. Das ist möglich, wenn es sich um Obstruktionsatelektasen oder Verklebungen in den Bronchien, wie sie manchmal nach Aspiration von Röntgenkontrastmitteln gesehen werden, handelt. Die Methode ist von unserer Klinik mehrfach beschrieben worden und hat sich als effektvoll erwiesen.

Es gibt Atelektasen, die auf einer Kontraktion der Bronchialmuskulatur beruhen. Sie kann man auf diese Weise nur schwer oder gar nicht beseitigen. Die Überlebenschancen sind schlecht.

Mit diesen Hinweisen wollte ich darstellen, daß bei der Dauerbeatmung der neugeborenen Kinder viele Unsicherheitsfaktoren auftreten. Erschwerend kommt hinzu, daß der Aspekt des Kindes dem tatsächlichen Zustand nicht immer entspricht und Hypo- und Hyperventilationen das Aussehen des Patienten gleichermaßen verschlechtern können. Wir glauben aber, daß wir mit der Messung des Blut-pH-Wertes nach der Mikromethode mit einem Tropfen – Zeitdauer 2 Minuten – ein gutes Kriterium besitzen, um auch beim Neugeborenen eine Indikation zu stellen.

Oehmig: Vielen Dank für diesen Beitrag.

Ich möchte ein Kapitel anschneiden, das ein etwas heißes Eisen ist. Sie haben heute morgen von Langzeitbeatmungen gehört, die über Wochen andauern und bei denen der Patient bewußtlos ist. Ich frage die Experten: Dürfen wir überhaupt und wenn ja, wann dürfen oder sollten wir den Respirator abstellen?

Wiemers: Wenn das endgültige Erlöschen der cerebralen Funktion sicher ist, stelle ich den Respirator ab. Das EEG allein ist allerdings kein maßgebendes Kriterium. Erfahrungsgemäß ist es zwar bei den Schädel-Hirn-Traumen und bei den Fällen von Hirnödemen in der Regel so, daß der Patient keine Chancen zur völligen Erholung mehr hat, wenn das EEG in die Null-Linie übergegangen ist. Bei den Vergiftungen aber kann es ganz anders sein. Deshalb habe ich heute morgen ausdrücklich dieses Beispiel erwähnt.

Im übrigen warten wir in Zweifelsfällen, bis andere Kriterien der erloschenen cerebralen Funktion hinzukommen. Solche sind neben dem Verschwinden sämtlicher Reflexe auch das Fehlen des Hustenreflexes beim Absaugen. Weiter der paralytische Blutdruck als Zeichen des Ausfalls der zentralen Gefäßregulation; also ein Blutdruck, der mit Infusionen und Volumenauffüllungen zwischen 50 und 60, allenfalls 70 zu halten ist, aber immer wieder die Tendenz zeigt, auf 50 oder niedriger abzusinken. Auch in diesem Zustand ist die Diurese in der Regel noch ausgezeichnet. Ebenso gehört der Ausfall der Temperaturregelung zu den erforderlichen Kriterien.

7*

Zusammengefaßt: Wenn der Patient keinerlei Reflexe mehr aufweist, weite, blickstarre Pupillen hat, beim Absaugen nicht hustet, im EEG nur mehr eine Null-Linie erkennbar ist, die Temperatur auf 35° oder tiefer absinkt und der Blutdruck ohne Vasopressoren nicht über 70 steigt, glauben wir, die cerebrale Funktion als endgültig erloschen betrachten zu dürfen und fühlen uns in der Regel berechtigt, die Respiratorbehandlung zu beenden, auch wenn der periphere Puls noch gut tastbar ist.

Oehmig: Vielen Dank, Herr WIEMERS, für diese Ausführungen. Man läßt die allgemeine Prognose des Falles aber doch auch mitsprechen?

Wiemers: Natürlich.

Oehmig: Aus dem Auditorium hierzu irgendwelche Fragen?

Auditorium: Was macht der Arzt im mittleren Krankenhaus ohne EEG?

Wiemers: Das EEG ist nicht das wichtigste Kriterium. Die anderen Kriterien sind weit wichtiger.

Hutschenreuter: Ich möchte vor einer Diskussion dieses heiklen Punktes in der Öffentlichkeit warnen. Nach dem deutschen Recht ist jeder verpflichtet, einen Patienten so lange am Leben zu erhalten, als es denkbar ist. Beim Individualfall muß der einzelne entscheiden.

Wiemers: Ich glaube, man sollte sich juristisch auf den Standpunkt stellen, daß es sich in diesen Fällen stets um Patienten handelt, die nach herkömmlichen juristischen Begriffen bereits starben. Deshalb stehen meines Erachtens nach unseren Überlegungen juristische Bedenken nicht entgegen.

Kucher: Man muß den Ausführungen von Herrn Hutschenreuter entgegenhalten, daß wir als Anaesthesisten immer häufiger die Instanz werden, von der man eine definitive Entscheidung erwartet, wann die Reanimation bzw. die therapeutischen Maßnahmen zu beenden sind. Deshalb glaube ich, müssen wir uns darüber unterhalten.

Die Kriterien, die Herr WIEMERS aufzählte, bestehen tatsächlich. Ich kenne die Rechtslage in Deutschland nicht, weiß aber, daß in Österreich bis zum Auftreten von Totenflecken beatmet werden muß. Die offizielle Antwort des Wiener Gerichtsmediziners, Herrn Professor BREITENECKER, auf die Frage: wie lange muß wiederbelebt werden? lautet: „Bis zum Auftreten von Totenflecken." Liegen die von Herrn WIEMERS aufgeführten Kriterien vor, darf man diese sicher mit letztgenannter Forderung identifizieren.

Oehmig: Vielen Dank für diesen Beitrag.

Ich möchte noch ein anderes Kapitel anschneiden, das vorhin schon einmal kurz anklang, und zwar die Frage: Tracheotomie – ja oder nein und wann? Wenn vorauszusetzen ist, daß eine Beatmung über längere Zeit erfolgen muß, wird man tracheotomieren. Bei Patienten, bei denen zu erwarten ist, daß sie vielleicht nur 24 Stunden lang beatmet werden müssen, scheut man davor zurück. Herr HORATZ machte mir einmal die Mitteilung, daß man bei nasotrachealer Intubation den Tubus längere Zeit liegen lassen könnte, ohne daß Druckusuren an der Trachea auftreten. Dürfte ich Sie bitten, dazu einige Worte zu sagen?

Horatz: Diese Meinung wird in den Arbeiten der Angloamerikaner vertreten. Gerade in England werden viele Kinder, die sonst völlig gesund sind und nur von Zeit zu Zeit einer Respirationsunterstützung bedürfen, lange Zeit nasotracheal intubiert. Der längste mir bekannte Fall betrug über 60 Tage. Man machte anschließend bronchoskopische Untersuchungen und stellte normale Verhältnisse fest. Ich selbst machte gute Erfahrungen mit 3 bis 4 Tage dauernden Intubationen bei Kindern. Erwachsene mit Schädeltraumen, bei denen die Tracheotomie doch die Endlösung darstellt, lasse ich bis zu 6 Tagen nasotracheal intubiert.

Oehmig: Ich danke Herrn HORATZ und bitte Herrn KUCHER zu diesem Thema.

Kucher: Die Indikation zur Tracheotomie geht allgemein zurück. Unsere, gemeinsam mit LECHNER, POKIESER und STEINBEREITHNER durchgeführten Untersuchungen: 57 tracheotomierte Patienten konnten wir erfassen. Von diesen 57 tracheotomierten Patienten waren nur 4, die röntgenologisch oder klinisch keinen pathologischen Befund an der Trachea aufwiesen. In allen übrigen Fällen wurden Einengungen von mindestens einem Viertel beobachtet. Unter den Respiratorpatienten befand sich keiner, der bei der Nachuntersuchung nicht mehr oder minder hochgradige Stenoseerscheinungen geboten hätte.

Wir tracheotomieren derzeit sofort nur Rippenserienfrakturen, den Thoraxwandbruch und Schädel-Hirn-Verletzungen, bei denen durch Trepanation verifiziert wurde, daß die Bewußtlosigkeit länger als drei bis vier Wochen anhalten wird. Alle anderen Patienten versuchen wir primär nasotracheal mit Plastikmaterial zu intubieren. Die am längsten dauernde Intubation nahmen wir an einem 4½jährigen Knaben mit einem Tetanus vor, den wir die ganze Behandlungsdauer über nasotracheal mit Plastikmaterial versorgten und ihm damit die Tracheotomie ersparen konnten.

Auditorium: Wie lange dauerte die Intubation?

Kucher: 18 Tage.

Auditorium: Mit Manschette?

Kucher: Ohne Manschette. Wir stopften mit in Glyzerin getauchten Streifen ab, die täglich ein- bis zweimal gewechselt wurden.

Auditorium: Wie oft wird der Tubus gewechselt?

Kucher: Wenn Zeichen einer Verstopfung vorliegen, der Tubus sich also inkrustiert hat und beim Absaugen nicht mehr durchgängig ist. Bei Kindern wird er alle zwei bis drei Tage gewechselt, bei Erwachsenen kommt man bei Plastikmaterial nasotracheal bis zu einer Woche, ja bis zu 10 Tagen ohne Wechsel aus.

Auditorium: Ist das Abstopfen denn nötig, d. h. hat es überhaupt einen Sinn?

Kucher: Wenn der Patient gleichzeitig eine Nasensonde hat, ist es nicht notwendig. Wenn er aber keine Nasensonde hat, empfiehlt es sich abzustopfen, weil durch den Reflux eine Aspiration auftreten kann. Vor allem aber zur Beatmung ist das Abstopfen erforderlich.

Vor der Tubenentfernung setzen wir die Kinder unter Cortison und führen unmittelbar nachher eine Waschküchenbehandlung durch, d. h. wir schließen das Bett und feuchten mit zwei Bronchitiskesseln an. Man muß die Kinder zwei bis drei Tage nach der Intubation genau beobachten.

Wir hatten ein kleineres Kind, das neun oder zehn Tage lang nasotracheal intubiert war. Ihm konnten wir die Tracheotomie ebenfalls ersparen. Nach der Extubation stand es allerdings tagelang am Rande einer Tracheotomie.

Auditorium: Wie empfiehlt sich das Plastikmaterial?

Kucher: Es ist immer noch nicht das Richtige, weil es zu dickwandig ist und dadurch natürlich gerade bei Kindern das Lumen einengt. Auch wäre es wünschenswert, ein Plastikmaterial mit einem Ballon für die nasotracheale Intubation zu finden.

Wiemers: Dazu müßte man noch einige grundsätzliche Dinge sagen. Die Trachealstenose ist eine typische Komplikation der Tracheotomie und nicht der Dauerintubation. Schädigungen der Trachealschleimhaut können grundsätzlich – einschließlich der Arrosionsblutung der Anonyma – nach Tracheotomie ebenso wie nach Dauerintubation vorkommen. Bei einer Langzeitintubation besteht die Gefahr von Kehlkopfschädigungen und Glottisschwellungen, die allerdings selten Dauerschäden hervorrufen.

Die akute lebensbedrohliche Komplikation des Glottisödems läßt sich bei scharfer Beobachtung insofern beherrschen, als man sofort wieder intubieren und die Tracheotomie nachholen kann. Unter solchen Umständen wird man sich natürlich sagen, daß eine sofortige Tracheotomie angezeigter gewesen wäre. Der Unterschied ist aber vielleicht doch der, daß es bei einer Tracheotomie, die nur für ein paar Tage zu bestehen braucht, unter Umständen nicht zu einer Stenose kommt, während der über vier bis fünf Wochen offene Luftröhrenschnitt anschließend sicher zu einer Verengung führt.

Die Schlußfolgerung ist, bei Kindern, vor allem bei Säuglingen zu versuchen, eine Tracheotomie zu vermeiden, solange es irgendwie geht; sie also erst dann auszuführen, wenn nach der Entfernung des Tubus eine Stenoseatmung besteht.

Bei alten Patienten aber und bei denen, die voraussichtlich auch nach Beendigung der Beatmung noch lange Zeit endotracheal abgesaugt werden müssen, sollte möglichst frühzeitig tracheotomiert werden. Gerade die alten Kranken haben meistens weiche Tracheen. Es kommt hier erfahrungsgemäß selten zu einer Stenose im funktionellen Sinne, selbst wenn das Lumen auf die Hälfte schrumpft.

Oehmig: Vielen Dank, Herr WIEMERS.

Jetzt noch eine wichtige Frage aus dem Auditorium. Welche Schäden sind bei einer Beatmung mit 100 %igem Sauerstoff zu erwarten und wie lange darf man mit 100 %igem Sauerstoff beatmen, ohne daß Folgen auftreten?

Herr HARMS ist so freundlich zu antworten.

Harms: Wir haben einen besseren Fachmann, nämlich Herrn BÜHLMANN hier. Vielleicht können Sie anschließend eine Ergänzung zu meinen Ausführungen geben?

Aus der Formel

$$p \cdot \sqrt[3]{t} = 12$$

kann man die Zeit für die Sauerstoffanwendung errechnen.

p = Sauerstoffteildruck in der Atmosphäre,

t = Zeit in Stunden bzw. Minuten,

12 = Konstante.

Ich will versuchen, es Ihnen so leicht als möglich zu machen. Bei vier Atmosphären Sauerstoff haben wir eine mittlere Toleranzgrenze von 29 Minuten, bei einer Atmosphäre (reiner Sauerstoff bei normalem Umgebungsdruck) eine mittlere Toleranzgrenze von 29 Stunden.

Nun kann man die Toleranz für Sauerstoff (und uns interessiert ja eine eventuelle Sauerstoffvergiftung der Alveolarmembran) dadurch verlängern, daß man eine intermittierende Anwendung des Sauerstoffes, bzw. eine intermittierende Erhöhung oder Erniedrigung der Sauertsoffkonzentration wählt. Verabreichen wir beispielsweise eine Atmosphäre Sauerstoff und eine Atmosphäre Luft stundenweise im Wechsel, können wir die angegebene Zeit von 29 Stunden ohne Gefährdung der Alveolarmembran des zu beatmenden Patienten auf mehr als das Dreifache verlängern.

Bühlmann: Prinzipiell habe ich dazu nichts einzuwenden. Die praktische Konsequenz für uns ist, daß wir, wenn die Beatmung länger als einige Stunden dauert, nie 100 %igen Sauerstoff verwenden. Natürlich kann man in Notfällen mit reinem Sauerstoff beatmen. Sonst aber reduzieren wir auf etwa 60 %. Wenn die Beatmung Tage und Wochen andauert, geben wir Normalluft. Wir haben gute Erfahrungen bei der Behandlung mit einer bis zwei Atmosphären Sauerstoff über Tage hinaus bei Gesunden. Hier finden sich bereits diskrete Symptome, wie Stechen beim Atmen und Zwerchfellstechen, die mehr auf die Trachea und die Bronchien hinweisen. Die Alveolen konnten wir in diesen Fällen natürlich nicht beobachten.

Lungenödeme durch Sauerstoffapplikation haben wir nur bei sehr hohem Sauerstoffdruck gesehen. Ich glaube, daß 100 %ige Sauerstoffverabreichung während mehrerer Wochen mit ziemlicher Wahrscheinlichkeit zu Lungenschäden führt.

Bei den postoperativen Fällen sammelten wir Erfahrungen in der Herzchirurgie. Hier sind wir häufig gezwungen, um Atemarbeit abzunehmen und die Sättigung zu erhalten, längere Zeit mit dem Engström-Respirator und reinem Sauerstoff (etwa 14 Liter pro Minute) und Atmosphärendruck zu beatmen.

Wir konnten bisher keine gründlichen wissenschaftlichen Untersuchungen durchführen, sondern haben lediglich den Eindruck, daß wir Gutes leisten. Wir stimmen hier überein mit Herrn Professor RODEWALD, der vorhin sagte, daß beim Low-Output-Syndrom die kontrollierte Beatmung mit reinem Sauerstoff oft zweckmäßig wäre.

Auditorium: Die von Herrn HARMS zitierte Formel gilt meines Wissens für cerebrale Symptome. Sie sagen aber, sie ermögliche Rückschlüsse auf die Sauerstoffvergiftung der Alveolarmembran. Wenn man wiederum von Herrn BÜHLMANN hört, daß die Beatmung mit Sauerstoff während mehrerer Tage möglich ist, kann die Formel für die Alveolarmembran eigentlich nicht in Anwendung gebracht werden.

Harms: Ich habe nicht gesagt, daß sie für die Alveolarmembran allein zuträfe, die Alveolarmembran aber ist es ja, die uns hier speziell interessiert. Die Beschwerden beginnen mit einer Tracheitis, liegen dann weiter peripher und umfassen später auch die Alveolen. Es gibt allerdings ganz erhebliche individuelle Streuungen. Sicher ist es aber günstiger, Zurückhaltung in der Sauerstoffanwendung zu üben, als zu lange und zu viel Sauerstoff zu geben.

Auditorium: Welche Vorteile hat es, wenn man anstatt der 60 %, die allgemein akzeptiert werden, 100 % Sauerstoff, z. B. gerade beim Low-Output-Syndrom verabreicht?

Rodewald: Sie erinnern sich sicher an den heute morgen besprochenen Fall. Bei manchem Patienten, bei denen eine Kombination, also venöse Beimischung und niedriges Auswurfvolumen vorliegt, ist man, primitiv gesagt, darauf angewiesen, auf der alevolaren Seite so viel Sauerstoff als möglich hineinzudrücken. Bei uns (wir haben sehr gewissenhafte Anaesthesisten) spielen sich immer Kämpfe zwischen jüngeren Assistenten einerseits und Herrn HARMS und mir andererseits ab, weil sie, wenn wir den Raum verlassen, die Sauerstoffbeimischung herunterdrehen, wenn wir hineinkommen, diese wieder hochstellen, alles aus der Angst heraus, daß die Alveolen geschädigt werden könnten.

Theoretisch ist die Anschauung natürlich berechtigt. Praktisch aber – und ich kann hier Herrn HOSSLI nur beipflichten – ist es unser Problem, Hypoxie zu behandeln. Das Risiko, daß die Kranken Herzversagen, Hirnschäden, Anurie und anderes erleiden, ist weit größer, als die Möglichkeit, die Alveolen zu schädigen. Es ist also unangebracht, zu sagen, 12 oder 24 Stunden sogenannter reiner Sauerstoffbeatmung seien lungenschädigend.

Oehmig: Vielen Dank, Herr RODEWALD.

Herr WIEMERS wollte noch etwas sagen.

Wiemers: Ich möchte die Frage stellen, wie weit es bei den Patienten, bei denen wir eine reine Sauerstoffbeatmung für indiziert halten, überhaupt zu derartig hohen Sauerstoffspannungen an den Zellen kommt. Im Gesamtorganismus ganz bestimmt nicht, vielleicht an der Alveolarmembran? Aber auch das ist unsicher. Wenn man z. B. an das Lungenödem als Indikation für die Anwendung von reinem Sauerstoff denkt, ist es sehr fraglich, ob an der Alveolarmembran die Spannung von einer Atmosphäre überhaupt erreicht wird. Bei den Fällen, wo klinisch und tierexperimentell Schädigungen bei Sauerstoffbeatmungen von einer Atmosphäre (wohlgemerkt nicht von hyperbarem Sauerstoff) beobachtet wurden, habe ich mich eigentlich nie ganz davon überzeugen können, daß alle Kautelen eingehalten waren, um sicherzustellen, daß andere Schädigungsmöglichkeiten, insbesondere auch die Austrocknung, genügend berücksichtigt und ausgeschaltet worden sind. Es ist noch immer die große Frage, ob die Schädigungen, die hier beschrieben werden, sekundäre Schädigungen anderer Art oder ob sie wirklich allein dieser erhöhten Sauerstoffspannung zuzuschreiben sind. Dies scheint mir noch nicht ganz bewiesen. Vielleicht wissen Sie schlüssige Versuchsanordnungen?

Bühlmann: Eines sollte berücksichtigt werden, die Anfeuchtung des Sauerstoffs bringt erhöhte Toleranz mit sich.

Oehmig: Vielen Dank für diese Bemerkung.

Rodewald: Es ist keine Frage, daß der Sauerstoff aus der Bombe völlig feuchtigkeitslos ist. Ein Vergleich mit Luft ist also immer schwierig, weil die Zimmerluft ständig eine gewisse Feuchtigkeitssättigung aufweist.

Oehmig: Meine Damen und Herren, wir sind am Ende unserer Diskussion. Mit den letzten Sätzen wurde die Anfeuchtung erwähnt. Ich hatte eigentlich vor, auch darüber noch zu diskutieren. Leider fehlt uns jetzt die Zeit. Vielleicht haben wir morgen vormittag bei der Demonstration der verschiedenen Geräte noch Gelegenheit, über dieses wichtige Kapitel zu sprechen. Ich bedanke mich recht herzlich bei allen Diskussionsteilnehmern. Ihnen, meine Damen und Herren, danke ich für Ihr Interesse und Ihre Geduld.

Summary

At the round table-discussion the following subjects were covered:
1. Ventilation and resistance to flow in the airways
2. Indications for assisted ventilation
3. Definition of the longtime artificial ventilation
4. Indications and criteria for postoperative artificial ventilation and for prophylacytic postoperative ventilation
5. Problems of the longtime ventilation in the newborn
6. Success and bounds of the reanimation
7. Indications for the tracheotomy, pros and cons
8. Ventilation with 100 % oxygen

Erschienene Bände :

1 **Resuscitation Controversial Aspecta.** Chairman and Editor: Peter Safar. VI, 64 pages, 1963. DM 10,—

2 **Hypnosis in Anaesthesiology.** Chairman and Editor: Jean Lassner. VIII, 51 pages, 1964. DM 8,50

3 **Schock und Plasmaexpander.** Herausgegeben von K. Horatz und R. Frey. 60 Abb., VIII, 154 Seiten, 1964. DM 18,—

4 **Die intravenöse Kurznarkose mit dem neuen Phenoxyessigsäurederivat Propanidid** (Epontol®). Herausgegeben von K. Horatz, R. Frey und M. Zindler. 163 Abb., XII, 318 Seiten, 1965. DM 21,—

5 **Infusionsprobleme in der Chirurgie.** Unter dem Vorsitz von M. Allgöwer. Leiter und Herausgeber: U. F. Gruber. 14 Abb., IX, 108 Seiten, 1965. DM 7,20

6 **Parenterale Ernährung.** Herausgegeben von K. Lang, R. Frey und M. Halmágyi. 47 Abb., X, 156 Seiten, 1966. DM 19,60

7 **Grundlagen und Ergebnisse der Venendruckmessung zur Prüfung des zirkulierenden Blutvolumens.** Von V. Feurstein. 21 Abb. und 2 Tab., VIII, 37 Seiten, 1965. DM 9,60

8 **Third World Congress of Anaesthesiology.** 46 Fig. and 10 Tables, XI, 173 pages, 1966. DM 24,—

9 **Die Neuroleptanalgesie.** Herausgegeben von W. F. Henschel. 80 Abb., XII, 207 Seiten, 1966. DM 36,—

10 **Auswirkungen der Atemmechanik auf den Kreislauf.** Von R. Schorer. 17 Abb., VIII, 58 Seiten, 1965. DM 14,—

11 **Der Elektrolytstoffwechsel von Hirngewebe und seine Beeinflussung durch Narkosemittel.** Von W. Klaus. 26 Abb., VIII, 97 Seiten, 1967. DM 20,—

12 **Sauerstoffversorgung und Säure-Basenhaushalt in tiefer Hypothermie.** Von P. Lundsgaard-Hansen. 15 Abb., VIII, 91 Seiten, 1966. DM 18,—

13 **Infusionstherapie.** Herausgegeben von K. Lang, R. Frey und M. Halmágyi. 115 Abb., VIII, 246 Seiten, 1966. DM 39,60

14 **Die Technik der Lokalanaesthesie.** Von H. Nolte. 29 Abb., VIII, 53 Seiten, 1966. DM 6,—

15 **Anaesthesie und Notfallmedizin.** Herausgegeben von K. Hutschenreuter. 94 Abb., XII, 286 Seiten, 1966. DM 48,—

16 **Anaesthesiologische Probleme der HNO-Heilkunde und Kieferchirurgie.** Herausgegeben von K. Horatz und H. Kreuscher. 3 Abb., VIII, 39 Seiten, 1966. DM 9,60

17 **Probleme der Intensivbehandlung.** Herausgegeben von K. Horatz und R. Frey. 50 Abb., XII, 119 Seiten, 1966. DM 19,80

18 **Fortschritte der Neuroleptanalgesie.** Herausgegeben von M. Gemperle. 60 Abb. und 27 Tab., X, 148 Seiten, 1966. DM 19,80